U0384839

妇产科护理实用技术

护理实用技术

王雅娟◎著

吉林大学出版社
·长春·

图书在版编目（CIP）数据

妇产科护理实用技术 / 王雅娟著.—长春：吉林大学出版社，2022.9

ISBN 978-7-5768-0705-9

Ⅰ.①妇…　Ⅱ.①王…　Ⅲ.①妇产科学—护理学　Ⅳ.①R473.71

中国版本图书馆CIP数据核字（2022）第186220号

书　　　名	妇产科护理实用技术	
	FUCHANKE HULI SHIYONG JISHU	
作　　　者	王雅娟	
策划编辑	张文涛	
责任编辑	曲　楠	
责任校对	卢　婵	
装帧设计	马静静	
出版发行	吉林大学出版社	
社　　　址	长春市人民大街4059号	
邮政编码	130021	
发行电话	0431-89580028/29/21	
网　　　址	http://www.jlup.com.cn	
电子邮箱	jldxcbs@sina.com	
印　　　刷	北京亚吉飞数码科技有限公司	
开　　　本	787mm×1092mm　1/16	
印　　　张	13.5	
字　　　数	210千字	
版　　　次	2023年4月　第1版	
印　　　次	2023年4月　第1次	
书　　　号	ISBN 978-7-5768-0705-9	
定　　　价	78.00元	

版权所有　翻印必究

前　言

随着妇产科与护理学科的发展和医疗模式的转变，妇产科专科护士的人员结构和工作性质发生了根本的转变。妇产科护理技术随着医学和护理学科的发展而不断发展进步。在撰写本书前，通过对各级医院管理层、一线成熟护士、一线妇产科医师及妇产科患者的调查，了解护理专业所对应的工作岗位特点及发展趋势，并对妇产科专科护士职业中需要完成的任务与完成任务应具备的职业能力进行分解，综合了妇产科护士的具体工作内容及完成这些工作任务需要的知识、技能。

妇产科护理的内容包括女性生殖系统解剖和生理、孕产妇的护理、妇科疾病患者的护理、计划生育指导和妇女保健，确保妇女在整个生命周期的不同生理阶段的健康、安全和幸福，保证胎儿、新生儿的生存及健康成长。在撰写本书时，充分考虑了读者的认知特点和临床工作的需要；在内容设计上，充分考虑了护理专业特点，以护理程序为主线，进行护理评估，作出护理诊断，制订护理措施，并强调健康指导和心理护理。本书突出了妇产科护理的基本理论和实践，对提高妇产科护理人员的工作质量，防范医疗风险具有重要的指导意义，同时促进了整体化护理工作的开展，从单纯的"护理疾病"发展为"保障人类健康"，为生命各阶段不同健康状况的妇女提供全方位的优质护理服务。

全书共八章。第一章女性生殖系统解剖生理，具体阐述了女性生殖系统解剖和女性生殖系统生理。第二章至第四章分别阐述了妊娠期孕妇的护理、分娩期产妇的护理和产褥期妇女的护理。第五章妇科疾病患者的护理，主要从女性生殖系统炎症患者的护理、女性生殖内分泌疾病患者的护理及女性生殖系统肿瘤患者的护理三方面进行阐述。第六章计划生育及不孕症妇女的护理，包括妇女避孕方法与护理、避孕失败补救措施及护理、不孕症妇女的护理和辅助生殖技术及护理。第七章妇产科常用护理技术，包括阴道灌洗及冲洗、会阴湿热敷、宫颈上药、产后乳房护理、新生儿抚触、臀位牵引术和臀位助产术等。第八章妇产科常用诊疗技术，包括生殖细胞学检查、妇产科内镜检查、常用穿刺检查、会阴切开缝合术、胎头吸引术和产钳术、剖宫产术和人工剥离胎盘术。

本书遵循实用性原则，紧扣护士岗位能力需求的特点，内容上删繁就简、深入浅出及图文并茂，增加了可读性和趣味性，力求创新、实用。按照妇产科护理的临床路径，加入了基层妇产科患者的一般常规护理内容，突出实用性，以常见病的护理措施为重点，将妇产科护理技能有机地融入护理的实际操作过程中，扎实了护理技能的培养；突出在临床工作中贯彻以患者为中心的整体护理，在妇产科护理中夯实基础护理，适合基层妇产科护理人员及护理专业人员阅读。

在撰写过程中，作者参考了大量的书籍、专著和相关资料，在此向这些专家、编辑及文献原作者一并表示衷心的感谢。由于作者水平所限，加之时间仓促，书中内容不完善之处在所难免，敬请读者提出宝贵意见和建议，便于进一步纠正和完善。

王雅娟

2022年1月

目　录

第一章　女性生殖系统解剖生理

由于女性生殖器解剖学上的特征，前方比邻尿道与膀胱，后方比邻肛门及直肠，组织结构复杂，血运丰富。一旦发生生殖器的严重损伤，极易出现大量出血合并感染与泌尿系统和消化系统损伤，是妇产科的急症。女性生殖系统不同发育时期均可能出现各种复杂原因的非产科生殖器损伤，若处理不当会给患者带来机体及心理上的严重创伤。

第一节　女性生殖系统解剖

一、骨　盆

（一）骨盆环结构的形态特征及力学关系

骨盆整体形态为一个环状结构，是由两块对称的髂骨及一块中心骶骨组成，骨盆的前环借耻骨联合及相关韧带连接，后环则由骶髂关节及骶髂骨间韧带、骶髂关节前后韧带等连接，解剖学发现，剔除骨盆环周围软组织后，将很大程度上破坏骶骨与髂骨之间的结构稳定性。骨盆环利用骨结构和软组织结构之间的形态学特点承受个体全部重量，在人体脊柱活动过程中，骨盆关节甚至承受着数倍于自身重量的力学载荷。由于骨盆环是一个完整闭合的结构，有着两条承重主弓和两条联结副弓，承重主弓分别为直立位骶股弓：腰椎→骶椎→两侧骶髂关节和髂骨部增厚部分→髋臼和股骨；坐位骶坐弓：重力→骶骨→双侧骶髂关节→坐骨上支和坐骨结节；两条副弓分别经耻骨体及耻骨支联结骶股弓两端，另一条经耻骨和坐骨联结骶坐弓。

1. 骨盆前环结构

耻骨支主要起到支撑和水平聚合作用，防止躯干负重时骨盆前环结构塌陷和向外旋转。然而，在发育过程中和早期轻度创伤导致的骨盆前环结构畸形和缺损，对骨盆环稳定性的影响却不大。耻骨联合主要由两侧耻骨体内侧的耻骨联合面组成，在关节表面则有透明软骨组织覆盖，其间有一厚度适中的纤维软骨盘，虽然其四周有前后上下韧带附着，但真正起到双侧耻骨支联结作用的却是关节内耻骨间盘，也是前方骨盆环的重要稳定结构；耻骨联合上方和前方由致密的韧带纤维交织而成，且与腹直肌、腹外斜肌的纤维相混合；耻骨联合下方则通过更独立的结构——耻骨弓状韧带连接，附着于两侧耻骨下支，形成耻骨弓的圆形部分；耻骨后韧带因其组成为极少的纤维束，故其最为薄弱。耻骨联合的完整组织结构不仅能承受垂直力学载荷的部分转移，也能承受其骨盆运动和外界因素作用下产生的外旋力，但耻骨联合分离对于骨盆环稳定性的影响仍然存在争议。

2. 骨盆后环结构

骨盆环的稳定性和完整性依靠后方的骶髂复合体（由骶髂关节及周围的骶髂韧带、骶结韧带、骶棘韧带及骨盆内肌肉、筋膜共同组成）；骨盆环后方韧带结构复杂，生物力学分工明确，骶髂韧带由于短且具有众多的坚韧纤维束，故能维持骶骨在骨盆环中的中心位置；骶结韧带、骶棘韧带则能防止骶骨在矢状面上的旋转或单侧骨盆旋转；骶髂前韧带宽而薄，有防止外旋力和对抗剪切力的作用。某研究试验中则发现，骶髂后韧带和骶髂骨间韧带在软组织维持骨盆环后部稳定过程中起到关键作用；腰韧带连接于第五腰椎的横突和髂骨嵴之间，与骶髂间韧带的纤维相交叉，加强骶髂复合体稳定性。骨盆环后部基于自身优越的稳定性，在人体躯干与下肢之间的力学载荷转移机制中扮演着重要角色。

3. 骨盆环力学关系

骨盆环在脊柱和下肢之间传递力量的同时，对应重力的地面反作用力也由股骨颈和股骨头传递至髋臼（主要集中于髋臼顶部），其中一部分反作用力则会沿着耻骨支的水平方向传递，两个大小相同（理论上骨盆环结构对称）、方向相反的力就在耻骨联合处形成力学平衡。骶骨与髂骨在骨盆开口处形成一个完整的环形力线，骶骨整体形状上宽下窄，其耳状面特点为前宽后窄，骶骨承受来自上位腰椎的作用力越大，由于髂骨及韧带的支持作用，两侧耳状面产生的张应力也就越强，三骨块之间结合就越牢靠。通过解剖学和影像学观察到骨盆区域的骨小梁的排布也符合应力走向，分别对抗环形分布的张应力和纵行方向的压应力（纵向集中于弓状线、髋臼后上部、髂骨翼等处）。髂骨与骶骨结合而成的骶髂关节，从水平面观察，髂骨类似于一个力学杠杆，其支点位于骶骨关节，作用于骶骨关节两端的力分别位于骶髂关节韧带和耻骨联合处，且二者作用力大小几乎相等，处于一个力学平衡状态。但当人体处于运动状态时，我们将研究方向从静力平衡转向动态力学平衡，且大量临床证明，骨盆环关节功能障碍及疼痛表现与其自身稳定性降低相互关联。研究发现，正常人站立位时髋关节旋转活动度大约为5.50、耻骨联合旋转活动度S1.50和骶髂关节旋转活动度约为29；当骨盆旋转超过生理极限时，异常的扭曲状态会改变骨盆环前后受力分布，且数据表明骨盆后环应变值高达60%，前环应变值则为37%。最新研究发现，脊柱旋转角度对于矢状面位骨盆参数测量是具有影响的，所以，骨盆环结构轻度形态改变，则会改变整个骨盆环内力学传动机制，如耻骨联合处发生移位的同时，双侧骶髂关节处髂骨也会随之分离移位，并使骶骨向前移动，当下肢负重时，半脱位的耻骨联合处就会受到剪切力作用，余下的骨盆关节同样也会受到额外的力学作用。

4. 女性骨盆环特殊性

从几何形态角度出发，女性骨盆略宽且向外张开，垂直宽度又较男性短，因此，围绕女性骨盆的三角底边更宽，纵向梯度相对较低，梯度值平均约为8.5 cm。女性骨盆倾斜度（站立位）正常情况下为50°～55°，妊娠期间会有3°～5°改变。同时，国内外研究表明，女性在生理期、妊娠前后都会因为体内激素的改变而导致骨盆出现生理性失稳现象，尤其是在女性分娩及产后哺乳期，卵巢黄体会产生大量的松弛素等多肽物质，在减少宫缩、泌乳的同时，也会对骨盆关节韧带起到松弛作用，故称之为骨盆生理性不稳定。

（二）骨盆环载荷传导及应力分布

骨盆早期研究是基于传统的尸体解剖实验，通过分离骨盆组成结构和组织材料来分析其力学关系，但由于骨盆解剖结构复杂，尤其是骶髂复合体及其非线性关系关节面等，导致骨盆环上力学载荷传导呈各向异性，研究制作的骨盆标准统一性差、骨盆样本自身差异性大等，用常规的骨盆力学方法很难对其受力情况作出全面精准的分析。所以，近年来骨盆生物力学研究开始使用有限元法进行数据分析，利用其实验误差小、可重复性及样本数量对其影响较小等特性，通过三维有限元模型进行骨盆环应力和应变分析。芬兰一项关于高龄老人低能量盆骨骨折的研究发现，老年人骨质疏松发生的概率与其低能量盆骨骨折发生率几乎相同，说明骨盆环结构稳定性降低与骨小梁密度高度相关，在生物力学实验中又因为骨盆皮质骨应力水平是内层骨小梁的50倍，骨盆的应力强度可以通过骨盆表面层的应变测试来客观反映出来。在欧美"脊柱-骨盆-髋"理论体系中，骨盆环扮演着"承上启下"的角色，骨盆环除了重要的承重作用，其自身的受力传导机能的变化也会对下肢力学关系产生影响，如骨盆前环连续性破坏会导致骨盆承重弓力学载荷传导改变，骨盆环表层应力重新分布，增加骶髂关节炎刺激、髋膝综合征或下腰痛等疾病风险。骨盆环结构当中，骨盆后环（骶髂复合体位于骶坐弓和骶股弓两大承重力线的交汇处）对骨盆整体稳定作用大约占60%。后环遭受冲击性损伤会直接影响垂直载荷经骶骨及双侧骶髂关节—下肢的传递和表层皮质骨的应力分布，故在手法治疗过程中，不仅要思考如何增加骨盆环稳定性，还要考虑如何最大限度地恢复骨盆生物力学特性——力学传导。骨盆与其他领域材料一样，满足物理学研究规律，而在骨盆三维有限元分析实验中，骨盆的应变能力则作为实验观察指标，而骨盆环通过其闭合环形结构特点，将自身所承载的垂直应力转化为环状结构各处不同形式的应力，并产生一定程度的变形（张应变、切应变、压应变）；骨盆在力学作用下满足胡克定律，表现为弹性形变和塑性形变现象；在正常弹性形变区间范围内，骨盆受到的力学载荷压力越大，其自身形变程度就越大，当消除骨盆载荷后，形变能够恢复原状，且不会影响骨盆的力学强度，但当超过骨盆正常生理载荷范围（或弹性形变上限），达到力学屈服点，骨盆就会处于不可逆的塑性形变，且原有的力学强度会大大降低。

1. 不同形式应力作用下的骨盆环生物力学分析

坐位骨盆应力分布及载荷传导。钱齐荣等人通过坐位骨盆三维有限元实验发现：对骶骨上表面垂直施加600 N轴向载荷时，垂直剪切应力传导方向为骶骨→坐骨结节，其中，坐骨切迹附近受到最大压应力，并且在正常生理范围内载荷作用下，骨盆环的应变非常小，载荷传导主要集中于骶髂关节，耻骨联合处形变量微乎其微。有研究发现，对坐位骨盆施加垂直载荷时，骨盆环位移的分布特点是以骶骨为中心，力学载荷水平向外传导，位移向双侧骨传导并逐渐减弱，骶骨运动形式则表现为下沉和前倾，站立位骨盆应力分布及载荷传导。站立状态下骨盆环的骶髂关节和耻骨支有着较大的压力，坐骨切迹在坐位状态时的压应力转变成了拉应力，垂直载荷继续经过髋臼顶部传导至双侧股骨，但在髋臼受力分析中发现，髋臼的主要压应力集中于前柱区，靠近耻骨支则表现为较大的拉应力，这就说明髋关节周围应力并不是均匀分布的，双下肢站立时产生的支撑力同样经过髋臼前柱区，向骶髂关节及耻骨分布。虽然在弹性形变范围内，骨盆环各点的力学载荷与应变呈线性关系，但在载荷初期（0～200 N）曲线关系呈弧形变化，也就是说，骨盆关节的微动性、关节相关韧带松弛等因素会对骨盆环载荷传导造成一定的影响。国内外研究也都认为骨盆环处除了骨性结构表面的主要载荷传递外，还有一部分载荷由于骨盆环结构的特殊性——闭合环而抵消，但对于骨盆环周围软组织载荷传导及应力分布仍存在疑惑；同时上述研究数据证明了塑性形变范围内，骨盆与载荷的非线性关系，初步计算出男性与女性的弹性形变上限（屈服点载荷均值：男性=2 860 N，女性=2 473 N），且在垂直载荷作用下，骨盆后环骶髂关节纵向位移是骨盆垂直压缩位移的主因。垂直应力及外旋应力作用下骨盆载荷传导及应力分布。肖进等以成年男性活体为模板建立骨盆三维有限元，设置条件：限制骶骨运动同时，在左侧髂前上棘施加水平向后的载荷，模拟骨盆受力情况，研究结果发现，左侧髂前上棘在外旋载荷（$F=500$ N）作用下，应力经过同侧骶髂关节分别向骶骨上部和耻骨支方向分散，前者骶骨后部应力最大，而后者最大应力位于同侧的耻骨支上中段前下方，但对侧耻骨支中段应力也比较大，骨盆三维模型应变与应力传导相对应，骨盆位移则以受力点左侧髂前上棘处最大（0.35 cm）。根据结果我们不难得知，由于骨组织的刚度远大于关节的结构特点，所以外旋载荷作用产生的应力主要分布于同侧骶髂关节前部和耻骨支联合。李明辉等研究设置垂直应力，观察骨盆旋转时力学关系，结果发现，单纯扭转状态时（从上向下看：逆时针旋转），骨盆整体各处的拉应变均有增大趋势，其中，骨盆前环结构耻骨支上拉应力增量值最大，而在骨盆后环骶髂关节中（以左侧为例），骶骨关节面压应力变化最大，相对的髂骨关节面所受的拉应力最大，且应变值和扭矩呈正相关。研究发现，单纯垂直应力作用下骨盆环屈服点扭矩均值为12.50，根据测试结果计算出极限载荷约为3 600 N和极限扭矩均值为150，认为在垂直及旋转应力作用下，骶髂关节对于维持骨盆环稳定至关重要，而骨盆前环结构的双侧耻骨支及联合仅在骨盆旋转过程中起到维持稳定的作用；但当骨盆环同时受到垂直、旋转作用时，应力和扭矩未加载至极限值就会使骨盆周围韧带产生不可逆的损伤。

2. 骶髂复合体（sacroiliac complex）生物力学分析

骨盆环的稳定性主要基于后环结构——骶髂关节负重复合体的完整性。大部分骨盆三维有限元分析实验都是围绕骶髂关节静态性生物力学研究，分析其即时性力学特点，忽略了以骶髂关节为中心构建的复合体整体性和其软组织结构的动态性力学特征。骶髂复合体作为躯干与下肢之间负荷传导的枢纽，其在骨盆环里的主要作用则为传递和分散脊柱内外的机械应力，也就是说，骶髂复合体的稳定性在力学负荷传导过程中起到至关重要的作用。

骶髂复合体的稳定性与其"自我锁定机制"相关，自我锁定机制主要分为两个方面。

形态闭合（form closure）：髂骨关节面呈凹型，骶骨关节面呈凸型，且凹凸度从2～11 mm不等，形态各异的凹凸关节面完美结合在一起，在力学传导过程中限制骨关节面相对运动，且髂骨前部还存在骨的突状结构来辅助阻挡骶髂关节运动，维持关节稳定性。除了骨关节面凹凸形式结合的特殊性，人体常常在自身躯干重力作用下使骶骨（解剖学定义属于非典型滑液关节）下沉，与髂骨接触面愈加紧密，而结合模式和拱桥原理相同，垂直施加的应力（压力）越大，两侧髂骨提供的阻力也就越大，减弱上身躯干的垂直载荷和下肢反向支持力。

力闭合（force closure）：力的闭合是指骶髂关节周围韧带及肌肉组织产生的作用有助于维持骶髂关节的稳定性，主要形式有骶骨"点头"式位移牵拉骶髂关节间、后部韧带和肌群，增加拉应力和关节承受的压应力，或肌肉组织强弱对骶髂关节横向施加压力也会增加关节面之间的摩擦系数等；而在骶髂复合体的软组织结构当中，骶髂关节韧带不仅被视为"骨盆-下肢生物力学"的组成，还是从属于一个功能系统，其作用就是最大程度地减少两个关节之间运动范围，且本身特性适用于脊柱内外应力的长期作用，其稳定作用相对于骨结构来说更为重要，所以，韧带因损伤或退化而降低自身的机械强度是影响骨盆环结构稳定性的重要因素。肌肉控制：是指控制协调骨盆运动的相关肌群收缩和松弛的顺序及时机，有助于力学载荷的传导。如骨盆前倾的人群，大腿后侧腘绳肌群紧张，腹部肌群松弛，导致其自身重心移位、脊柱骨盆—髋原有力线改变，力学传导路径的变化就会打破整体的动静力平衡脊柱后关节及腰背部肌群则会处于代偿工作状态，随着时间推移就会接近临界点或超过负荷过载，导致脊柱相关疾病的发生。

关于情绪意识形态对肌肉正负性影响，心理学认为，人类内心的情绪波动会使其对外界事物的感知能力"增强"或心灵敏感性提高，这种人为意识形态干预往往具主观性。但在情绪干预后，调整和利用正确的情绪反而会起到积极作用，如施建明研究发现，情绪状态能反作用于人们的行为实践，越快乐，最大肌肉力量增加越多，越悲伤，最大肌肉力量减少也越多。

骶髂关节微动性说明骶骨和髂骨具有相对运动的特性。躯干重量作用下，骶骨在髂骨间向下运动的同时，骶骨向背侧移位并以即时轴线呈腹背旋转；髂骨由于关节面特殊性，故也有向前下移位的趋势，此时骶髂关节韧带抵抗旋转作用和防止骨盆环结构稳定性下降，骶髂复合体后方韧带就会应力性拉双侧髂骨以维持关节稳定，抵消骶髂之间相对运动影响。骶髂关节的任何形式运动都会降低脊柱对骨盆环的垂直压力和髋臼—双下肢的力矩和反作用力；这也就证明了SU在其生理范围内运动（角运动和线运动）可以缓解和减弱脊柱—骨盆—髋之间的载荷传导。

3.耻骨联合生物力学分析

耻骨联合是一种微动关节，由成对的耻骨和纤维软骨盘构成，耻骨支内侧卵圆形表面形成耻骨联合的骨表面，且表面覆有一层浅薄的透明软骨，与骶髂关节面相似，有交替的嵴和沟壑模式相结合，完整的耻骨联合可以利用纤维软骨盘和耻骨韧带的生物特性，吸收和消散关节处的应力作用（轴向力和剪切力），以维持骨盆环整体的稳定性。骨盆环骨性结构的复杂性让其具有几何和机械特征的变化。在骨盆功能负荷状态下，允许小幅度的生理位移运动，以适应动态变化中耻骨联合处的应力变化，如单下肢站立到双下肢站立过程，耻骨联合处主要受力变化为：拉应力—剪切力。

耻骨联合在骨小梁额状面分布，骨小梁规律性呈矩形地延伸至尾部，并描绘出耻骨联合间隙，且集中于骨薄片的尾部；而在水平面上，背侧骨小梁分布总是比腹侧更密集且厚度更宽。两种情况下，骨小梁均以哥特式弧状方式相互交叉形成集束，同时证明了耻骨联合对维持骨盆稳定的重要性。另外一项研究中，对于单腿站立、双腿站立和骨盆旋转时的联合处位移变化进行测量讨论，实验对骶骨进行固定，限制其运动，然后分别模拟骨盆单双腿站立及旋转状态下耻骨联合处变化，数据结果表明，双腿站立时，联合间距会出现水平方向的位移；单腿站立时，联合两端会出现垂直方向的位移（即高度差）；旋转作用下，联合处则会出现旋转角度的位移；实验并对骶髂关节的微动变化进行了记录，比较分析认为耻骨联合空间结构关系的变化不仅会降低骨盆环结构的刚度和稳定性，也会造成骨盆环应力传导的重新分配，对骶髂关节产生一定的影响。

（三）运动员骨盆形态的特征及对分娩的影响

1.运动员骨盆形态的群体特征及对分娩的影响

通过对运动员的骨盆测量结果进行分析，发现运动员群体骨盆有以下特点：大部分身高较高的运动员[（171.32±6.76）cm]，比身高矮的同龄普通女性[（159.70±5.51）cm]，其骨盆大小并未明显增大，只是相对变窄、变扁，而骨盆倾斜度极其显著增大。骨盆入口横径、前后径、骨盆中段、出口横径皆相对变小，骨盆入口的有效面积也减小。这与我们平时所见较多女运动员臀部后翘、骨盆扁平相似。

女运动员骨盆的这些特征对女性分娩不利，容易难产。

由于体育锻炼使运动员骨质较厚，骨盆内径可能更为狭小。本次测量仅采用外测量法，尚不能直接测出骨盆内径值，留待以后研究。

人的身体形态，很大程度上受到遗传因素的影响，运动员的身体形态特征主要来源于选材，不同运动项目群的骨骼形态都有着各自的特征。运动员骨盆形态是某些运动项目群的重要选材指标，其形态有着明显的项目特征。从这个角度来说，我们不能认定全部运动员的骨盆形态对分娩不利。

2. 不同项目群运动员骨盆形态的特征及其对分娩的影响

我们将运动员按不同运动项目群的形态特征进行分组，分别与同龄普通女性对照，发现不同项目群运动员的骨盆形态有着各自的特点，同时，不同项目群运动员骨盆形态也有差异。

（1）体能类不同项目组群运动员骨盆形态的特征及对分娩的影响

体能项群包括了短跨跳、长距离走跑、投掷等田径项目、游泳、划船、自行车等项目。在分析中发现这一类别运动员与普通女性相比，骨盆形态有着共同的特点，也有着各自不同的差异表现。

体能项群运动员与普通女性相比：骨盆皆扁，骶耻外径明显变短，即骨盆入口前后径较短；骨盆前倾明显，骨盆倾斜度明显增大，即骨盆入口平面的有效面积明显减小。这些变化对体能类运动员分娩有很大不利影响，容易发生不同形式难产，甚至只能采取剖宫产。

各项目组运动员骨盆除了骨盆较扁、前倾的共同特点外，骨盆横径的项目特征也很明显，从而各组对分娩的影响也不尽相同。

①短跨跳、长距离走跑、跳高等田径项目，对运动员下肢的爆发力有很高的要求，同时要求运动员有较快的速度。与普通女性相比：田径项目运动员骨盆均较窄，骨盆髂棘间径、髂嵴间径、坐骨结节间径均明显变小，其骨盆入口横径、骨盆出口横径多明显窄小。这样的特点对运动有很大的优势，但对分娩有极大不利影响，多难以正常分娩。尤以骨盆最为窄小的跳高运动员为重。骨盆倾斜度最大的短跨跳项目也有较高的难产和剖宫产率。

②游泳项目对运动员的力量、速度、耐力都有一定要求。游泳运动员骨盆入口横径稍小、出口横径正常，临床纠正骨盆倾斜度，借助其良好的柔韧性和产力，多可自然分娩。调查中，游泳运动员也少有剖宫产者。

③投掷、划船、自行车等项目对运动员的力量要求极高，身材也较宽大强壮。与普通女性相比，运动员骨盆微宽，髂棘间径、髂嵴间径、坐骨结节间径较大，其骨盆入口横径、骨盆出口横径多正常。这些项目运动员看似骨盆十分宽大，但实际并未显著宽于普通女性，可能是这些项目运动员肌肉发达形成了视觉误区。由于骨盆倾斜度较大，骶耻外径较短，临床须纠正助产，如胎儿较大，多须剖宫产。

（2）技能类不同项目组群运动员骨盆形态的特征及对分娩的影响

技能项群包括了武术、操类、跆拳道、摔跤、柔道、篮足垒球、排乒羽网球等项目。与普通女性相比，除摔跤、柔道项目外，其余各项目组运动员骨盆皆扁，骶耻外径明显变短，即骨盆入口前后径较短；骨盆前倾明显，骨盆倾斜度明显增大，即骨盆入口平面的有效面积明显减小。而摔跤、柔道运动员骨盆后倾，骨盆出口平面前后径相应变短。上述这些变化对这些项目运动员分娩有很大不利影响，容易发生不同形式难产，甚至剖宫产。

除骨盆骶耻外径、骨盆倾斜度与普通女性的普遍差异外，技能项群运动员的骨盆横径与普通女性相比，差异不一，从而各组对分娩的影响也不尽相同。

①武术项目组运动员骨盆髂棘间径、髂嵴间径、坐骨结节间径均较大，其骨盆入口横径、骨盆出口横径较宽。但骨盆上部两横径并未有以往研究报道明显增宽，这可能与现在武术的表演要求较高有关，骨盆微收姿势较美。这些对分娩有利，纠正骨盆倾斜度，分娩较容易。

②跆拳道运动员骨盆横径略小，即骨盆入口、出口横径稍小，对分娩影响不大，但由于较大的骨盆倾斜度，及骶耻外径变短，临床常需进行纠正体位等助产。

③摔柔项目组运动员骨盆髂棘间径、髂嵴间径稍短，而坐骨结节间径明显变短，即骨盆入口横径稍小而骨盆出口横径明显变小。这对分娩很不利，容易发生骨盆出口难产，多须阴道助产。

④篮足垒球等项目运动员骨盆横径与普通女性相近，其骨盆入口横径、骨盆出口横径接近正常。分娩时，由于较大的骨盆倾斜度和骶耻外径变短而需要助产。

⑤排乒羽网球等项目运动员骨盆髂棘间径、髂嵴间径、坐骨结节间径皆

明显变小，骨盆入口横径、出口横径显著减小。这些变化加之骨盆前倾明显，多半难产，或行剖宫产术。其中身材较高的排球运动员，其骨盆前倾更明显。

（四）产后骨盆带疼痛机制与手法治疗机理讨论

1. 产后骨盆带疼痛讨论

基于上述关于骨盆环结构生物力学的分析，本段主要讨论产后骨盆带疼痛患者疼痛机制与力学原理之间的关系和临床研究中采用的治疗手法机理。

女性妊娠及产后体态变化。根据妊娠和泌乳期的妇女内分泌规律，韧带、关节松弛现象相对于女性来说是一种自我保护和调节的生理机制，"放松式"变化，给予骨盆环和下腰椎结构舒适的空间，调整自身适应腹部隆起和满足胎儿分娩所需的条件，但这种形式的腰椎—骨盆关节的松弛，会降低椎体后部小关节、骶髂关节和耻骨联合的应变程度，降低骨盆刚度的同时，也减弱了骨盆—脊柱之间的稳定性；随着妊娠期的发展，女性腹部隆起及体重的骤增，身体重心向躯干前方转移，腰椎的改变则类似于椎体滑脱患者，椎体前凸和腰部生理曲度加深，最终骨盆也随之前倾。

这里需要注意女性骨盆结构的性别特异性，骨盆开口纵向观——平面呈扁平的椭圆形，且骨盆纵轴较男性短，对于身体重心的控制性要求更高，但现代女性周身肌肉系统却并不能满足重心控制的要求（现代生活模式的改变导致），相反的，维持骨盆环结构稳定和限制其运动的韧带系统（骶髂韧带等）会额外承担原属于骨结构的力学载荷，力学载荷与骨盆环耐受度之间的平衡失调，会产生持续性疼痛。产后骨盆环力学传导变化。女性独特的生理变化在分娩后（产后期）需要很长一段时间来恢复，但产后恢复的不确定性和恢复程度就成了影响产后骨盆带疼痛产生的重要因素。妊娠及产后的软组织改变对骨结构最为明显的影响就是骨盆环刚度降低，骨结构与软组织组成的复合体稳定性减弱，导致骨盆关节处的活动度增大，进而导致躯干负荷对骨盆环和下段腰椎分配更多的压应力。但骶髂关节、耻骨联合，甚至腰骶关节（与骶骨相连，但不属于骨盆环关节范畴）活动范围增大和空间结构关系改变，会影响骨盆环整体及骶髂复合体的形态闭合和力闭合，从而导致原本稳定的"脊柱—骨盆—下肢"的力学传导机制改变和骨盆环结构表层应力重新分布，如耻骨联合松弛造成张应力与拉应力的约束作用；垂直应力作用（躯干重力作用），骨盆旋转状态更容易发生扭矩极限下损伤等；又由于女性的股骨前倾角偏大，下肢相对较短和重心偏低，整体力线的偏倚也会造成远端关节（膝、踝关节）损伤。产后"脊柱—骨盆—下肢"整体关系变化。从脊柱—骨盆整体观出发，骨盆在三维空间倾斜位置变化，会对维持脊柱稳定的系统造成影响，尤其是脊柱周围的肌群和神经的调控作用。脊柱动静力平衡不仅与脊柱稳定和功能发挥有关。还与矢状位脊柱—骨盆参数相关。Dubousset的经济圆锥概念描述矢状面平衡在维持姿势和躯干稳定性中的作用；他认为，人体以足部位圆锥定点，当躯干重心落在圆锥定点的垂直线上，那么人体处于能量消耗最小的状态，而随着躯干倾斜程度加大（重心偏离越远），人体位保持平衡所消耗的能量越多。矢状面骨盆发现角位移（旋转）或线性位移（骨盆前倾或后倾），则需要调整脊柱或下肢力线来重新建立一个平衡关系。新的平衡关系的剪力则意味着矢状面脊柱—骨盆发生代偿机制；但当失代偿发生时，周身肌群系统力学失衡和女性姿态异常就会加重骨关节疾病。在妊娠晚期及产后期，这种形态学失衡将会导致或加重骨关节疾病，如常见骶髂关节周围疼痛、耻骨联合痛或双侧腹股沟牵涉痛等。产后骨盆环相关肌群变化。妊娠及产后肌群的研究相对较少，骨盆环作为上下肌群的起止点附着区域，分析肌肉系统与骨盆之间的单一关系过于牵强，本段就对骨盆环稳定性起主要作用的肌群进行简单的讨论分析。首先，女性骨盆后环骶髂关节解剖特点：髂骨、骶骨接触面较男性小，且两侧软骨面较为光滑，激素分泌、软组织松弛和应力分布等综合因素影响，女性骨关节面退化程度较男性高，通过MRI检查发现，产后妇女耻骨软骨存在小信号变化（耻骨软骨水肿、韧带突出或耻骨联合软骨破裂），妊娠及产后生理期的关节功能障碍或持续性疼痛则与上述特征存在相关性。曾有学者认为，妊娠及产后恢复期骨盆关节活动度的增大（女性骶髂关节活动度是男性的两倍）与骨盆疼痛相关，而在后续研究表明两者并无显著相关性，机体可以通过神经—肌肉控制来补偿，但对于骶髂关节双侧对称性与疼痛相关性并无确切说法。女性骨盆环结构的生理性变化过程中，盆底肌群在神经—肌肉控制运动代偿机制中起着重要作用。研究发现，男性盆底肌群锻炼对骨盆环刚度提升毫无作用，但女性盆底肌群收缩能力增强有助于提升骨盆环刚度，在骨盆环稳定性损伤和产后骨盆带疼痛患者中具有重要意义。骨盆肌群，尤其是提肛肌具有收缩骨盆的能力，能与腹腔周围肌群协同运动产生和控制腹腔内压力，而腹腔压力增高，会使提肛肌和尾骨肌形成一个具有向上作用力的肌膈，提升骨盆环的稳定性。在不考虑骶髂关节非对称关系影响的情况下，盆底肌群作为骶髂关节周围肌肉系统的组成部分，据力闭合原理分析：盆底肌群可以对骶髂关节直接产生压缩力，增加其稳定性；盆底肌群的收缩作用可以改变骨盆关节空间位置关系，进而引起周围韧带结构张力增加，加强自身稳定性。所以盆底肌群的高水平活动会通过改变盆底及骨盆环结构应力作用和恢复腰椎—骨盆区域负荷转移等，弥补骨盆环结构稳定性丧失。同时，临床上通常使用骨盆带佩带于患者骶髂关节高度，研究者将其比作起横向压缩作用的额外肌肉系统。研究发现，腹横肌的收缩对骶髂关节稳定性也有着积极作用；横向肌肉收缩对骶髂关节的压缩主要表现为两个方面：骶髂关节面走向近似平行于矢状面，且作用于髂骨上的肌力垂直于矢状面；腹肌作用力对骶髂关节会产生逆时针力矩作用，力矩平衡恢复或增强骨间骶髂韧带张力，维持骨盆环结构稳定性。

2.手法治疗机制讨论

随着现代医学发展，中医传统手法研究与生物力学相结合，两者都遵循着力学三大定律，手法操作时产生的刺激信号，通过能量转换和生物电效应来激发机体自我调节系统产生各种生物学效应等。首先，基于中医整体观念和辩证唯物主义理论，探讨骨盆环局部与人体整体之间的关系，通过理筋手法与骨盆整合手法操作，纠正骨盆环空间结构关系，修复周围软组织损伤，提高骨盆自身结构稳定性，恢复其在机体力学载荷转移机制中的重要作用。

在产后骨盆带疼痛患者治疗中，手法的运用应注意肌肉附着点、韧带、筋膜等软组织释放出的疼痛信号及手法触诊时的软组织状态反映，避免对产后骨盆带疼痛患者疼痛部位造成二次损伤和异常角度的肢体关节活动。理筋类手法和骨盆整复手法在产后骨盆带疼痛患者中的治疗作用：改善软组织内环境。理筋类手法可以减小韧带等软组织张力和促进肌肉横截面微循环，改善血液流态、体内营养物质的吸收，突破原有的恶性循环，促进炎症介质等代谢产物的排放，降低致痛物质浓度和末梢神经的刺激，提高软组织自身耐受力和恢复肌肉运动水平。松解骨盆环周围痉挛肌群。理筋拉伸类手法沿肌肉肌束走向松解的过程中，着重于探寻肌肉损伤的激痛点（一般在肌肉、筋膜起止点或肌群交叉受力处），给予适当刺激作用，可以提高局部组织的耐受力和痛阈，恢复痉挛肌肉正常长度和弹性，同时分娩对于妇女的损伤也不可以忽略，分娩的疼痛程度也会增强肌肉组织痉挛和产生致痛物质，继而导致肌肉萎缩和骨盆关节功能障碍。理筋类手法可以通过持续治疗改变体内生化过程，促使局部毛细血管扩张，有助于肌肉组织内环境代谢平衡的重新建立，恢复神经纤维及神经根的正常生物电效应，为产后骨盆带疼痛患者的肢体及关节功能恢复奠定基础。消除关节粘连。在临床观察中发现，产后骨盆带疼痛患者对疾病认识的缺失或产后康复治疗中手段有限，往往会使产后妇女软组织损伤加重或治疗延误，导致骨盆关节因渗出物蓄积而出现周围韧带肌腱粘连，通过适宜力度的手法可以活利关节，松解粘连组织，恢复骨盆环关节正常力学结构，调整骨盆关节活动功能，促进周围软组织修复。随着炎症介质、致痛物质等代谢产物的排放，改变机体细胞膜内外压力差和细胞膜的渗透性，通过加速组织细胞代谢，重新建立疼痛部位电解质酸碱平衡，促进肌肉内毛细血管再生、软组织修复和恢复损伤肌群的生物力学功能。

骨盆整复手法精准性及安全性。骨盆整复手法是建立在严格的临床筛选和触诊检查基础之上，对产后骨盆带疼痛患者的骨盆环进行手法矫正和加强骨盆结构稳定性的正骨手法。对妊娠前后相关生理变化引起空间位置关系改变的骨盆环结构进行辨型分析，明确变化类型（骶髂关节紊乱、骶骨倾斜、耻骨联合分离等）后对错位关节进行逆向手法矫正。整复手法以"低振幅、轻力度、结构对称性"为原则，对拉伸类手法进行改良，对女性骨盆周围软组织损伤极小且易于接受。整复手法符合生物力学特性：骨盆整复手法是由多个骨盆关节矫正手法整合而成，调整错位关节的对位对线关系，平衡起止点附着于骨盆环结构上的肌肉张力，解除关节功能障碍，促进区域性体液循环等，不仅注重骨盆环结构的稳定性重建和关节空间位置关系调整，还对骨盆环在"脊柱—骨盆—下肢"整体生物力学中的平衡协调功能进行修复。对于妊娠前后女性的运动能力的改善：女性体态改变导致腰椎—骨盆的运动幅度接近，大大降低了躯干运动能力和控制能力，整复手法的持续治疗作用，促进骨盆环结构刚度提升及其平衡调节能力的恢复，腰椎—骨盆运动比例增大，改善脊柱椎小关节负重比例和脊柱骨盆力学载荷转移机制，调整前移重心和重塑人体力线，以增强下肢神经肌肉控制能力。

二、会 阴

（一）会阴区由浅入深层次解剖

女性骨盆出口由前方的坐耻骨支和后方的尾骨及骶结节韧带所围成。以两侧坐骨结节连线为分界，骨盆出口平面可分为前方的尿生殖三角和后方的肛三角。

1. 皮肤、皮下脂肪与浅筋膜

外阴的皮肤同腹壁皮肤相似，在大阴唇和阴阜部位下方有皮下脂肪层，其深层为结缔组织交错形成的纤维隔，与腹壁浅筋膜层相延续，称为Colle's筋膜，即会阴浅筋膜。其外侧与坐耻骨支表面骨膜融合。

2. 尿生殖三角

（1）会阴浅隙

会阴浅隙位于会阴浅筋膜和会阴隔膜之间，包含有阴蒂、阴蒂脚、前庭球、前庭大腺、坐骨海绵体肌、球海绵体肌和会阴浅横肌。阴蒂由阴蒂体和其顶端的腺体构成，阴蒂体借助阴蒂悬韧带吊于耻骨上，阴蒂脚向两侧附着于耻骨支下方，其表面覆有坐骨海绵体肌。前庭球位于前庭皮肤下方，是勃起性的组织，表面有球海绵体肌覆盖。前庭大腺位于前庭球后方。会阴浅横肌起自坐骨结节，止于会阴体中部。会阴浅隙中行有会阴动脉和会阴神经，会阴动脉又分为会阴横动脉和阴唇后动脉；会阴神经又分为阴唇后神经和肌支。

（2）会阴隔膜

会阴隔膜是一层厚的膜性纤维片，覆盖于整个尿生殖三角。两侧连于耻骨弓，后缘为游离缘，中线部附着于尿道、阴道壁和会阴体。尿道和阴道通过尿生殖裂孔穿出会阴隔膜至前庭。

（3）会阴深隙

会阴深隙位于会阴隔膜深方，有斜行的会阴深横肌和尿道膜部括约肌、尿道阴道括约肌。尿道膜部括约肌沿耻骨支下缘走行，呈新月形，跨过中段尿道后，其纤维深入耻骨支附近的会阴隔膜，尿道阴道括约肌则起于尿道腹侧面，环绕尿道和阴道。会阴深隙内行有阴蒂动脉和阴蒂神经，阴蒂动脉又分为阴蒂背动脉和阴蒂深动脉。

（4）尿道

尿道长约4.0 cm，呈轻微"S"形。自耻骨后隙穿出，穿过会阴隔膜，外口止于阴道口上方的阴道前庭。尿道全长的4/5都包被在阴道前壁的外膜鞘中。尿道壁有独立的四层结构：黏膜、黏膜下层、尿道内括约肌和尿道外括约肌。尿道黏膜呈褶皱状，与膀胱黏膜延续，黏膜下层的海绵状组织有弹性组织和丰富的动静脉网。

（5）阴道

阴道是一个中空、可扩张的纤维肌性管道，入口最窄，至阴道穹隆和宫颈则逐渐增宽。在矢状面，阴道有一个特殊的角度，其上2/3朝向第3、4骶椎，即在直立位可接近水平。相反，下1/3通过会阴隔膜至前庭，几乎呈垂直方向。

在固定尸体标本中，阴道上下轴之间角度约为130°。阴道壁由3层组成：黏膜、肌肉、外膜。阴道黏膜是最浅层，包括上皮和固有层。阴道肌层是发育很好的纤维肌肉层，最外层的外膜是盆腔内筋膜脏层的延伸。

（二）肛三角

1. 坐骨直肠窝

坐骨直肠窝位于盆壁与肛提肌之间，是肛管两侧的楔形间隙。其内侧界上部为肛提肌、尾骨肌和盆膈下筋膜，下部为肛门外括约肌，前外侧界为闭孔内肌，后壁为臀大肌下缘。坐骨直肠窝向前延伸至会阴深隙深方，形成前隐窝；向后延伸至臀大肌、骶结节韧带和尾骨肌之间形成后隐窝。阴部内动脉沿坐骨直肠窝外侧，行于阴部管中，在坐骨结节水平向内侧发出2～3支肛动脉，分布于肛门周围。其主干又分出会阴动脉和阴蒂动脉，分布于尿生殖区。有同名的静脉和神经伴行。坐骨直肠窝内充满大量的脂肪。

2.盆　膈

盆膈通常指肛提肌（levator ani muscle，LAM）和尾骨肌，及其上下两层筋膜，即盆膈上、下筋膜。肛提肌是一组骨骼肌复合体，由耻尾肌、耻骨直肠肌和髂尾肌组成。耻尾肌起自耻骨联合与耻骨下支交接点的后部，行至直肠后，末端插入中线脏器和肛尾缝，是肛提肌的最前部分，该肌部分前内侧纤维直接连于阴道和尿道周围，而后侧方纤维连于肛门外括约肌的深部。耻骨直肠肌也是起自耻骨，其肌纤维非常粗壮有力，向后环绕阴道、直肠和会阴体，与耻尾肌共同形成一个强有力的"U形吊带"。髂尾肌自侧方的肛提肌腱弓（arcus tendineus levator ani，ATLA）发出，形成了一个水平面覆盖盆腔后区的开口，末端插入中线部的肛尾缝。肛提肌在中线部位的融合即所谓的肛提板（levator plate，LP），其纤维插入直肠后壁。尾骨肌起自坐骨棘和骶棘韧带，止于骶骨末节和尾骨边缘，位于骶棘韧带下部前方。

三、外　阴

女性外阴（female vulva）即女性外生殖器的医学术语，是女性的第一性征，通常包括阴阜、阴蒂、大阴唇、小阴唇及阴道前庭。外阴形态结构复杂，个体差异很大。熟悉并掌握人体正常的解剖结构是医疗工作者从事医疗活动的重要前提，同样，女性外阴解剖是从事妇产科工作的基础。

（一）子宫解剖

子宫是单个肌性器官，主要由平滑肌构成，壁厚腔小，富于扩展性。呈前后略扁的倒置梨形，重约50 g，长约7~8 cm，宽约4~5 cm，厚约2~3 cm子宫上部较宽称宫体，其上端隆突部分称宫底，宫底两侧为宫角，与输卵管相通。子宫下部较窄呈圆柱状称宫颈。宫体与宫颈的比例因年龄而异，婴儿期为1∶2，成年时期为2∶1，老年时期为1∶1。正常子宫之容量为5~7 mL，在生育年龄的年轻妇女多为6 mL。

（二）输卵管解剖

输卵管发生于米勒管（Müllerian duct），胚胎在子宫内生长5周时，体腔被覆上皮开始反折，从中肾管外侧，向头端方向，向中肾管内折入，在胚胎7周时下段混入中肾管体，以后中肾管退化。输卵管为一对细长柔软的软组织管道，左右各一，长8～12 cm，作为一个肌肉器官其长度可有相当差别，固定后可以缩短，皱缩成弯曲状，每侧输卵管有两个开口，内侧开口于子宫角部的宫腔内，称为输卵管子宫口，外侧开口于腹腔内称为输卵管腹腔口，远端游离在卵巢上方。从内口到外口分为以下四部分：间质部，输卵管位于子宫肌壁内的部分，长约1 cm，管腔直径约0.5～1 mm，其行径一般由输卵管子宫口斜直或弯曲地上行，走向子宫底部，然后侧行而出子宫壁；峡部，由子宫壁向外延伸，从宫角尖端开始较细长的部分，直而短，占输卵管全长的1/3，长约2～3 cm，壁厚而腔窄，管腔直径大于230 μm，小于2 mm；壶腹部，由峡部往外延伸的膨大部，管壁薄而弯曲，占1/2以上，长约5～8 cm，直径在与峡部连接处为1～2 mm，愈近远端愈大，可达1 cm以上；漏斗部，输卵管壶腹部往外逐渐膨大呈漏斗部，漏斗部中央的开口即输卵管腹腔口，漏斗周缘有多个放射状的不规则突起，称为输卵管伞，位于壶腹部的远端。伞的长短不一，一般为1～1.5 cm。伞内面覆盖有黏膜，其中较大的伞部有纵行黏膜壁。输卵管伞中有一个最长、黏膜皱襞亦最深的突起，其与卵巢的输卵管端相接触，称为卵巢伞。

输卵管管壁由内层黏膜、中层肌肉及外层浆膜形成。输卵管内层黏膜呈垂直样排列，到输卵管远端变得越来越缠绕纠结，黏膜上皮内含有纤毛，以壶腹部、伞部黏膜皱襞最多，管腔内有较大的纵行黏膜皱襞，愈近峡部愈少；在子宫角部与输卵管间质部之间，形成一层明显的环形肌，即中层肌肉结构，此肌层以近段为厚，外段则较薄，移行至伞部接近消失。输卵管这种特殊的组织结构，构成了输卵管近端易阻塞的影响因素；肌肉及浆膜层的稳固结构表明输卵管可承受一定张力亦不至于破裂。

第二节　女性生殖系统生理

一、女性一生各阶段的生理特点

（一）胎儿期

从受精卵形成到小儿出生这一阶段称为胎儿期，其中，从八周左右开始，性腺组织开始发育并形成卵巢结构。在这一时期，因胎儿在母亲体内，易受母亲各种因素的影响，若母亲发生感染、创伤和滥用药物等，可致胎儿发育不良、畸形甚至流产、死胎等。

（二）新生儿期

指从胎儿出生到生后4周，在这一阶段，小儿刚刚脱离母体，其生存环境发生了根本性的变化，而且身体各个系统尚未发育完善，所以对外界适应能力弱，容易患病。同时，在这一时期，由于从母亲体内获得的性激素水平迅速下降，可出现类似月经期间的少量阴道流血现象，此为正常生理现象。

（三）儿童期

从出生4周至12岁左右。这一阶段，不仅儿童的体格、智力和性格发生了实质性的变化，女性的性腺轴也经历了从八岁前的抑制到八岁后的抑制解除两个阶段，至此，卵巢开始分泌性激素，刺激子宫、输卵管和卵巢的进一步发育，但并未达到成熟状态。

（四）青春期

从10~19岁的青春期是女性生殖系统发育的关键时期，第一性征的成熟，第二性征的出现以及月经来潮，是此期最大的变化。第一性征的成熟，是指卵巢功能的完善，卵巢体积增大并开始分泌性激素，同时，子宫也逐渐增长，使女性已初步具有生育能力。而第二性征的出现，如乳房的发育，阴毛的分布以及音调和骨盆的变化都提示着女性特有的生理特征，也是这一时期与男性表观发育最大的不同点。月经初潮，作为青春期重要的标志，使青春期的女孩心理发生了重大的变化，她们开始有了情绪的波动和性意识的出现，也由此产生了一系列其他的社会问题。

（五）生育期

生育期是女性生殖功能和内分泌功能最旺盛的时期，也是女性生儿育女的关键时期。在这一时期，女性的卵巢、子宫、输卵管等发育至最成熟的阶段，以迎接新生命的到来。

（六）绝经过渡期和绝经后期

在这两个时期，女性的月经和卵巢功能逐渐退化至消失，性激素水平下降，这些生理的变化也引起了相应的心理变化，女性也因此进入了"更年期"，出现了一系列的更年期综合征。

二、女性生殖系统的自我保护

胎儿期无论其性腺组织的发育还是身体其他器官的发育都依赖于母体，所以母亲要注意合理饮食以提供营养，同时防止不良因素的侵袭，影响胎儿发育。新生儿期和儿童期生殖系统开始发展，但由于发展缓慢，均处于幼稚阶段，但体格发育迅速，应注意保证足够的营养，同时加强体育锻炼，增强免疫力。青春期是女性生殖系统保护的第一个重要时期，在这一时期，女性要学会防范性骚扰和性暴力，学会自我保护，必要时学会使用法律手段维护自身权益；同时，不建议过早涉及性生活，特别是意外怀孕所致的人工流产术，会不可避免地损伤子宫内膜，多次流产，甚至有导致不孕的危险。此外，青春期女性还应该做好经期的卫生保洁，防止外阴的感染和炎症，加强生殖系统的保护。生育期，女性生殖系统已完全成熟，若生育，则需要定期做产检，建议自然分娩；若不生育，则需要定期做好妇科检查，防范各种疾病，如此期高发的子宫肌瘤等，同时正确合理地使用避孕药，学会保护自己。绝经过渡期和绝经后期，这两个时期由于体内生理变化明显，容易诱发暴躁，烦怒等更年期综合征，注意休息和保持愉悦的心情，此外，此期也是某些生殖系统肿瘤的好发期，理应继续做好妇科检查，如有异常，及时就诊。

三、生殖器的周期性变化及月经

女性到达青春期后月经来临，开始出现周期性的子宫内膜脱落，表现为阴道流血，其周期性的变化称为月经周期。月经来潮第1天开始，到下次月经来为止是一次完整的月经周期，其长度具有个体差异性，间隔时间在21～36 d不等，平均间隔周期约为28 d。每次行经周期大约持续3～7 d，平均为5 d。以排卵日作为分割点，其前后可分成排卵期及黄体期。虽然卵泡期时间长短不一定相同，但黄体期固定约为第14天的前后两天。

女性下丘脑-垂体-卵巢轴系统通过神经内分泌活动，形成及调节了女性月经周期，由于三者的互相调节、制约，使得女性内分泌系统处于一个相对稳定的状态，从而形成了周期性排卵和月经。

（一）月经周期的建立

从妊娠6个月开始，胎儿在人类下丘脑-垂体轴的影响下，促性腺激素释放激素（GnRH）使得体内开始分泌性激素（Gn），但因甾体激素的负反馈，使得其分泌减少，而离开母体后，没有胎盘分泌甾体激素，其含量再次开始增多，婴儿体内的血浆内的促卵泡激素（FSH）含量在其出生4个月之内甚至超过成年人。之后，促黄体激素（LH）和FSH水平开始下降。儿童时期卵巢中的窦前卵泡（直径约0.25 mm）会发生持续的发育和闭锁，但其发育和Gn没有关系。随后在FSH的刺激下，卵泡可发育至直径约5 mm左右。在青春期前，卵泡不能发育，发生闭锁情况，是因体内的FSH水平不足，下丘脑分泌的GnRH因性腺分泌出来的性甾体激素和肽类激素的减少，垂体Gn的释放随两者含量的降低而减少。下丘脑-垂体轴对于这种反馈情况在青春期前是极其敏感的。LH与FSH于儿童期的释放形式为脉冲式，虽然白天的释放幅度会因GnRH的相关作用而下降，但在进入睡眠期的1 h后其会明显增加。国外一文献研究表明，虽然甾体激素、生长激素没有差别，但乳房发育前更早时间的女性体内的LH，尤其是FSH的血浆浓度，无论白天还是晚上，明显比乳房开始发育前半年内的女性低。下丘脑的启动功能在青春期前的FSH有更优异的反映，其包括GnRH节律器的重启与避免中枢神经系统的影响，更不受到性腺活动的影响，其白天LH的释放节律、浓度与雄、雌激素的分泌成正比。LH在体内的含量，其比例在昏睡与头脑清晰的时相，与年龄成负相关关系。直到平均15.7岁时，成年女性的早卵泡期与两者一致，FSH受体是卵巢发育的主要因素。

（二）卵母细胞发育与性激素作用

妊娠5~6周左右，女性的生殖细胞开始生长发育，使其达到一定数量，在减数分裂停留的双线期，刚离开母体时，卵泡簇中的一个卵泡，会在黄体—卵泡转化期最终发育成熟并排卵，85 d是从卵泡发育到排卵前状态的时间，其大多数时候是依赖非促性腺激素成长发育的。对FSH敏感的窦前卵泡（直径2~5 mm），发育到一定程度会被募集或利用，当少量LH影响其外层的泡膜细胞的时候，开始分泌雄激素，而雄性激素又可在细胞色素CP450超家族、芳香化酶的作用下转变成雌激素，再加上FSH受体数量的增加，使得卵泡液转化成雌激素主导的微环境，并增加卵泡液的生成。在下丘脑-垂体水平呈现负反馈的同时，FSH因不断升高的雄二醇作用于卵泡内部，其含量的降低使得其对发育不良的卵泡支持作用下降。因其受负反馈的影响，虽然其他卵泡因未发育成熟而闭锁，但卵泡内的FSH还维持着较高的浓度和反应性，使得每一周期有一个卵泡最终发育成熟。除此之外，卵泡液微环境中多种激素和因子对卵泡成长也具有重要作用。卵泡中期，FSH出现一个较平缓的峰，LH出现一个陡峭的峰，这是由于雌二醇对FSH和LH释放的作用从负反馈转为正反馈。卵泡晚期，排卵前24~36 h雌二醇急速上升并到达峰值，随后LH也到达峰值。体内非优势卵泡内雄激素的含量会因LH的升高产生两大反应，一为抑制其发育，二为促进黄体酮生成。黄体酮能在月经周期第十天检测到，且其有助于卵母细胞的最终成熟与雌二醇的正反馈的协调。LH阈值浓度范围必须要稳定在14~27 h，且在高峰后10~12 h，才能保证发生排卵及卵泡的成熟。黄体酮含量会于排卵后快速升高，于LH峰后8 d达到顶峰。

虽然LH分泌不断增高，但黄体期也会因活跃的溶黄体机制作用而适时终止。如果非妊娠，黄体的快速衰退会在排卵后11～14 d，子宫内膜会因雌孕激素浓度快速降低而脱落，这时候月经来潮。

（三）子宫内膜的周期调控

子宫内膜的解剖结构可依据不同形态及功能，分成两大部分，一是基底层，二是功能层。增生期（对应于卵巢卵泡期）、分泌期（对应于卵巢黄体期）两大分期，是根据其生理功能分期。在月经期，子宫内膜会因雌激素水平不高而脱落，又会因雌激素水平的慢慢升高，而使子宫内膜基质以及腺体增生及螺旋动脉延伸而增厚。排卵后，孕激素的水平与子宫内膜分泌的糖原和黏液增多成正比。内膜的蜕膜化出现于分泌期的中期，为胚胎着床做准备。胚胎着床的机制目前仍未明确。下一周期是由内膜剥脱出血开始，其形成是由于没有妊娠，雌、孕激素的降低使螺旋动脉收缩而导致的，引起周期性的子宫内膜变化，雌、孕激素占有重要地位。突破性出血，甚至内膜癌的发生，都有可能是由内膜厚度及蜕膜化的异常变化所引起。

（四）月经周期的影响因素

莫永宁对112例放置元宫药铜的育龄期妇女进行了体格检查和问卷调查并对结果进行分析。结果发现，在放置宫内节育器后月经周期会缩短（$Z=2.115$，$P<0.05$），但月经量和月经天数无改变（$Z=0.431$，$Z=1.779$，$P_{均}>0.05$）痛经亦无明显变化（$Z=2.115$，$P<0.05$）。月经周期会受到宫内放置元宫药铜的影响，但经期、月经量和痛经均无明显变化。

杨文华为了研究职业性汞接触对女工的月经状况及生殖结局的影响进行了流行病学调查，职业性汞接触女工的月经异常发生率高达29.3%。与对照组10.6%的月经异常发生率比较有显著的统计学差异，$P<0.01$；月经异常主要表现为月经周期延长、经量增多和痛经，但对生殖结局并未发现明显影响。

范来富为了研究药尘作业对女工的影响，于工作现场进行了卫生调查，采用随机抽样的方法共选取122名女工进行体格检查。其中，66名女工作为研究组，56名作为对照组。结果，药尘作业女工的激素水平和生理状态发生明显改变并出现了临床症状。药尘作业会对女工产生一定的职业危害，所以提出相应防护措施变得十分重要。

潘小川、丁辉等用问卷调查的方法，对北京市6区县34 663名婚前检查的女性青年的月经周期、经期、痛经等月经状况以及一般及健康状况、吸烟和被动吸烟史及吸烟量、日常生活习惯、职业、膳食和居住环境等情况进行了调查，并对所收集资料用多因素logistic回归和person卡方检验进行统计分析以了解被动吸烟对围婚期女性月经相关情况的影响。结果显示，女性月经周期异常和痛经的发生等现状与家庭和职业被动吸烟呈显著正相关（$P<0.01$），且与吸烟量也有相关关系（$P<0.05$）。北京市围婚期女性的月经相关情况会受到被动吸烟，尤其是职业被动吸烟的影响，故应加强女性的个人防护意识，并引起社会各方面的足够重视。

袁慧、王金权选择214例从事视觉显示终端（VDT）的女性职工（作业组）和208例未从事视觉显示终端的女性职工（对照组）作为研究对象，通过调查她们的月经机能和生殖结局来了解视觉显示终端作业对女性职工生殖功能的影响。结果显示，从事视觉显示终端的女性职工痛经、月经周期延长和自觉症状的发生率与对照组相比较明显增高，生殖结局未见明显统计学差异。多因素logistic回归分析痛经与视觉显示终端的接触年限，每日接触时间和工作班次有关（$P_{均}<0.01$），其OR值分别为2.619、2.827和1.382，结论提示，视觉显示终端作业对女性的月经相关情况有一定的影响。

四、卵巢功能

早发性卵巢功能不全（premature ovarian insufficiency，POI）是指女性在40岁以前，由于卵巢功能早发性和进行性下降而表现出月经量少、稀发，甚至闭经和不孕等一系列临床症状，并伴有尿促卵泡素水平升高（间隔>4周，连续2次FSH>25 U/L），而雌激素（雌二醇，E2）水平波动性下降的综合征，而卵巢早衰（premature ovarian failure，POF）是在POI的基础上进行性发展为卵巢内卵泡完全耗竭，致使FSH升至40 U/L，E2降至73.2 pmol/L，并出现闭经及围绝经期相关症状的综合征。

近年来，随着诊断关口的前移，越来越多的女性被诊断为POI，呈发病率年轻化的趋势。据统计，约有1.5%左右的中国女性被卵巢早衰所困扰，且平均发病年龄不足30岁，远远提前于早衰的诊断年限。POI的近期影响包括月经紊乱、生育能力下降或丧失、围绝经期症状及神经精神症状等；从远期来看，卵巢内分泌激素的长期缺乏可引起妇女的多个系统性疾病，如泌尿生殖系统、心脑血管系统、神经系统等，长期的雌激素缺乏也会使得女性骨量过快流失而出现骨质疏松甚至脆性骨折。卵巢功能减退所带来的激素变化在一定程度上对女性的生理与心理均造成负担，因此，POI的早期防治与干预尤为重要。

中华医学会绝经学组指出，卵巢功能衰退的疾病特点为病因高度异质性、临床表现多样性且进行性发展。按照既往POF的诊断标准进行诊断，则患者一经诊断便处于卵巢功能衰竭的终末阶段，无法在疾病的发生发展状态下进行早期干预，错过了最佳治疗时间。鉴于卵巢功能衰退是一个进行性、波动性发展的过程，为使40岁以前卵巢功能衰退的患者得到早期重视，ESHRE（欧洲人类生殖与胚胎学会）于2016年初次提出"早发性卵巢功能不全"的概念，并根据POF的诊断标准，将作为诊断标准之一的FSH阈值下调到25 U/L（原为40 U/L），近年来，国内外学者普遍认为，POI更能体现卵巢功能衰退的进展过程，故倾向于使用POI这一诊断名。

由于卵巢功能衰退发展过程的进行性和波动性，POI的诊断是在POF诊断的基础上将FSH的阈值提前，可认为POI与POF为同一个疾病的不同发展阶段，故二者在中医病因病机及辨证论治方面大致相似。历代医家对该病的病因病机认识不尽相同，但多从肾肝脾论治，治疗上大体遵循补肾填精、疏肝健脾、益气补血等治疗原则。目前POI及POF的发病原因尚未完全阐明，西医认为其发病因素多与遗传、免疫、酶缺陷、感染性以及医源性因素等有关，治疗据病因及临床表现的不同针对性地给予激素替代治疗（HRT）、免疫治疗、干细胞移植、辅助生殖技术等。其中，HRT是目前最常规的治疗方法，使用HRT不仅可以减轻激素水平波动带来的不适症状，还可以对类似绝经激素水平下的骨骼起到保护作用，预防骨折的发生，同时能有效降低脑卒中、脑血栓、泌尿生殖道萎缩、抑郁、焦虑、老年痴呆等并发症的发生率。

　　目前，由于临床证据不足，在POI及POF的治疗方案中，非激素治疗，如中医药、植物类药物等能对患者的症状起到较好的改善作用，也可在一定程度上暂时性替代了HRT，但其尚不能完全替代HRT。激素替代治疗属于外源性激素补给，可使子宫内膜呈现周期性撤退性出血并改善激素水平，一旦停药，激素水平便会再次出现紊乱，使得卵巢功能迅速恢复至治疗之前的状态，未从根本上解决问题。而长期应用HRT又有增加性激素依赖性肿瘤、静脉血栓栓塞等疾病发生的风险，且存在性激素相关疾病、严重肝肾功能不全、活动性血栓、系统性红斑狼疮、严重的糖尿病或高血压等一系列疾病的患者均需禁用或慎用，一定程度上影响了HRT的使用范围。因此，需要通过基于大量高质量的临床研究以发现安全而有效的非激素治疗方案，用以替代HRT治疗以减少HRT药物所带来的不良反应。女性生殖功能的维持有赖于雌孕激素对生殖轴的正负反馈调控作用，中药虽不是激素，但据研究显示补肾类中药在改善女性激素水平、生殖功能和卵泡发育方面能起到良好的促进作用，进而达到延缓卵巢功能减退速度的目的，这是因为补肾类中药在药理学作用机制上有类雄激素样作用，可通过对多个病理环节的调节而直接调控生殖轴，在治疗上能够发挥其多重生物功能，起到多靶点治疗的目的，整体恒定地发挥其药用价值，且其安全性和适用性较单纯HRT具有天然优势，大量研究表明，中医整体辨证论治可避免治疗的片面性，并能有效减少药物引起的并发症，增加患者依从性，从根本上改善患者的卵巢功能，同时也符合中医的"治未病"思想，达到尽早干预、防微杜渐的目的。

　　Meta分析又称荟萃分析，为循证医学文献评价的一种科研统计方法，可通过将两个及以上独立研究进行合并，采用综合统计、系统分析的方法，从而得出可靠的综合评价。目前关于POI及POF的多数中医临床试验因高质量的研究设计要求在实施中难以实现，且所取样本量偏少，研究中心较单一，故临床疗效的可信度有待提高。近年来，Meta分析广泛应用于临床研究中。

第二章 妊娠期妇女的护理

妊娠是胚胎和胎儿在母亲体内发育成长的过程。女性在这一特殊的生命过程中，其机体内环境会发生较显著的改变，与此同时，也会受到一系列外界因素的影响，因此，在这一阶段对孕妇的护理十分重要。

第一节 妊娠期生理

妊娠期是受孕后到分娩之前的生理时期，也就是从成熟的卵细胞受精后到胎儿分娩的整个过程，通常约为266 d。临床上，将妊娠期划分了几个阶段，分别为：妊娠13周末之前为妊娠早期；第14~27周末为妊娠中期；第28周及其后为妊娠晚期。

一、受精与着床

（一）受　精

精子和卵子相互融合的过程为受精。受精过程通常发生在排卵后的12 h内，受精过程大概为24 h。排卵后，次级卵母细胞在输卵管的壶腹部与峡部交界处等待受精。获能之后的精子穿过次级卵母细胞透明带即受精的开始，卵原核和精原核结合形成受精卵。

（二）受精卵的发育与输送

通过输卵管的蠕动以及纤毛的摆动，会推动受精卵进入子宫腔，与此同时，受精卵发生有丝分裂。在受精结束后的第30小时进行第一次分裂，第72小时分裂为含有16个细胞的实心细胞图案，这便是早期囊胚（桑葚胚）。第4天，早期囊胚便进入了子宫腔，有丝分裂依然进行，最终产生晚期囊胚。

（三）着　床

晚期囊胚进入子宫内膜的过程，称着床。通常在受精结束后的第6～7天，晚期囊胚的透明带消退，便开始由子宫内膜移动，多在第11～12天完成。

（四）蜕膜形成

受精卵成功着床后，子宫内膜便会发生蜕膜样变，致密层蜕模样细胞增大最终形成蜕膜细胞，进而增加子宫内膜的厚度。

二、胎儿附属物的形成及其功能

胎儿附属物是胎儿以外的组织，包括胎盘、胎膜、脐带和羊水。

（一）胎　盘

胎盘是母体和胎儿间进行物质交换的重要器官，有如下部分。

1. 羊　膜

羊膜在胎盘的最里层，依在绒毛膜板表面。羊膜作为羊水的保护膜，其与胚胎间的空隙是羊膜腔。在妊娠开始的几个月，羊膜分泌羊水，在一定程度上有保护胎儿的作用。

2. 叶状绒毛膜

囊胚成功着床后，它的外层细胞和滋养层逐渐变厚，其表面会产生毛状突起，也就是绒毛，滋养层即为绒毛膜。

3. 底蜕膜

底蜕膜是胎盘的母体。底蜕膜的螺旋小动脉、小静脉在滋养层合体细胞的作用下，在绒毛间隙开口，并在动脉压差的作用下把动脉血注入绒毛间隙，再经蜕膜小静脉开口回母体，完成血液循环。

（二）胎膜及脐带

1. 胎　膜

胎膜包括绒毛膜和羊膜，其外层为平滑绒毛膜，内层为羊膜。胎膜可以有效地阻止病原体入侵宫腔，还可以参与物质交换和羊水循环。

2. 脐　带

脐带的两端分别连接胎儿腹壁脐轮和胎盘胎儿面。胎儿通过脐带血循环完成营养和代谢物质交换。

（三）羊　水

妊娠早期的羊水，是母体血清经胎膜进入羊膜腔的透析液。妊娠中期后，羊水的成分多是胎儿尿液。妊娠足月胎儿通过吞咽羊水使羊水量保持平衡，从而有效保护胎儿和母体。

第二节　妊娠期母体的主要变化

　　女性在怀孕期间最突出的生理变化为身形的改变，孕妇在前3个月的孕前期体型通常无明显变化，个别孕妇会在11周时下腹微微隆起。进入孕中期，孕妇体内分泌的激素增多，孕妇体型开始出现显著的变化，乳房增大、腹部前挺和双腿肿胀。在分娩前期，孕妇体重较孕前增加约25%左右、平均增重12 kg左右。为了维护身体平衡，孕妇体态上也有明显改变，颈部前倾、胸部向后和肩部下垂。下面将针对孕妇在孕期较为突出的几项生理变化进行研究。

一、脊　柱

　　据统计，孕妇在孕期产生腰背疼痛的概率达70%；并且，症状会随着孕期的增加更加明显。孕妇在怀孕期间腹部不断隆起，因此，将骨盆不断前倾以维持重心，腰椎前凸程度的加深造成力学的不平衡引起了肌肉的疲劳。与此相反，由于胎儿发育，重量的增加加大了对孕妇脊椎的压迫，以致孕妇腰椎前凸角度减小，压迫椎间盘纤维环，从而诱发腰椎间盘突出。孕妇在孕期可借助托腹带等物理辅助设备与合理的运动锻炼缓解腰背疼痛的症状。

二、腹　部

　　腹部凸出是怀孕女性的显著标志。女性在妊娠3个月后子宫不断增大，向孕妇的腹部施加压力，迫使其他脏器出现移位，原本平行连接腹部的左右两束腹直肌开始逐渐分离。约66%～90%的孕妇身上都会产生腹直肌分离现象，身材瘦小、高龄产妇、多妊娠产妇以及缺乏锻炼的孕妇更易发。孕妇和产妇可通过适宜的运动锻炼帮助腹直肌顺利地回收。

三、臀　部

孕妇在怀孕后臀部会逐渐变宽变厚，一方面是孕激素分泌增多，孕妇长期久坐增加了臀部脂肪的堆积，另一方面则是胎儿的重量增长，骶髂关节和耻骨联合的稳定性变差，导致了耻骨联合间隙变宽。

四、腿部与手部

孕妇进入孕中期后，孕激素的大量分泌致使静脉瓣闭合不足，影响血液向心脏方向的回流，造成了孕期四肢静脉曲张的现状，在分娩前的4~6周内最为明显。孕妇可通过饮水加速新陈代谢，避免长时间保持同一动作来预防。当孕妇感受到腿部肿胀不适时可通过适量的活动缓解静脉曲张的问题。

孕妇在孕期除上述生理特征变化外，在身体其他方面也存在一些变化。如脸部皮肤出现棕色孕斑、腹部皮肤留下明显的妊娠纹；脏器移位，肠蠕动减少，引起了便秘或痔疮；以及生理肌肉疼痛导致睡眠质量变差。这些孕期产生的生理变化多数会随着妊娠期结束而逐渐缓解或消失，但为避免对日常生活造成过多的负担，孕妇需要在孕期进行合理的健康管理，如调节饮食，经常按摩，加强锻炼，必要时也可通过一些物理辅助产品减轻生理变化所造成的身体负担。

第三节　妊娠诊断

妊娠早期是受精卵向胚胎、胎儿剧烈分化的重要时期，此阶段行为活动受身体形态变化的限制较小，主要的不适是早期妊娠反应。妊娠中期是胎儿各器官开始发育并渐趋成熟的重要时期，此阶段下腹部开始隆起，腹凸点日益明显且不断发生位置变化，早期妊娠反应慢慢消失，形成典型的孕妇体型。妊娠晚期是胎儿各项发育成熟的最终时期，此阶段母体腹部突出明显，身体持续负重，行动受阻严重，同时，此阶段需要着重注意母体与胎儿的安全问题，是孕妇最需要照护的阶段。

一、早期妊娠诊断

（一）病　史

1. 停　经

已达到生育年龄并有性生活史的健康女性，以往月经规律，此次月经推迟超过10 d。

2. 早孕反应

多数妇女停经6周后，出现畏寒、嗜睡和食欲缺乏，早起恶心，甚至呕吐，严重者还有头晕、乏力等症状。

3. 尿　频

妊娠早期出现，由于子宫逐渐增大，会对膀胱产生一定的压迫，增加了小便次数。

（二）临床表现

1. 乳房的变化

孕妇分泌的雌激素、孕激素增多，促进乳腺发育，有乳房胀痛的感觉。在激素作用下，乳腺细胞和乳腺小叶增生，乳房逐渐涨大，孕妇有乳头疼痛的感觉。

2. 生殖系统的变化

在妊娠6~8周内，行窥阴器检查可发现阴道黏膜以及宫颈充血呈紫蓝色。双合诊触及子宫颈变软，可见黑加征。

3. 其　他

（1）皮肤色素沉着：多在脸颊部以及额部产生褐色斑点。

（2）基础体温升高：孕妇的基础体温较之前有显著升高。

（三）辅助检查

1. 黄体酮试验

目前不建议使用。

2. 妊娠试验

胚胎的绒毛滋养层细胞会分泌大量人绒毛膜促性腺激素（human chorionic gonadotropin，hCG），激素存在于孕妇体液中，检测血、尿中的hCG，可判断是否早孕。

3. 超声检查

（1）B型断层显像法

在子宫腹壁上可触及胎体，听诊有胎心。轮廓中可见到圆形妊娠环，其内为液性暗区。液性暗区中可见胚芽或胎儿，同时可见胎心搏动。

（2）超声多普勒法

用超声多普勒在子宫位置可听到有节律的单一高调胎心率。

二、中、晚期妊娠的诊断

（一）病　史

有早期妊娠的过程，子宫有明显增大，能够感觉到胎动，触及胎体，听诊有胎心。

（二）临床表现

1. 子宫增大

妊娠期间，子宫在逐渐变大，孕妇可以感觉到腹部在逐渐膨胀。通常，妊娠16周子宫底位于脐与耻骨联合的中间位置，妊娠24周位于脐稍上，妊娠36周大概位于剑突的位置，妊娠40周会有所下降（见图2-1，表2-1）。

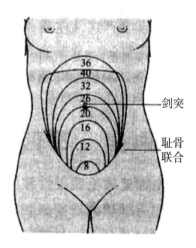

剑突

耻骨
联合

图2-1 妊娠周数与宫底高度

表2-1 不同孕周的宫高及子宫长度

妊娠周数(周)	手侧宫底高度	尺侧耻上宫底长度（cm）
12	耻上2~3横指	
16	脐耻之间	
20	脐下1横指	18
24	脐上1横指	24
28	脐上3横指	26
32	脐和剑突之间	29
36	剑突下2横指	32
40	剑突水平或略高	33

2. 胎　动

妊娠18~20周孕妇能够感觉到胎儿在子宫内活动，称为胎动，检查时也可扪及或用听诊器听到。

3. 胎　心

妊娠20周，能够通过孕妇的腹壁听到胎儿的心音，类似于钟表的"滴答"声，通常为120～160次/min。

4. 胎　体

妊娠20周后，能够通过触摸腹壁感觉到胎体，妊娠24周后能够更明显地感觉到，圆而硬的胎头具有浮球感，宽而软的胎臀形状不规则，以及宽而平坦的胎背和小而不规则的四肢。

（三）辅助检查

妊娠18周后，采用X射线摄片检查胎儿的骨骼阴影，能有效检查出多胎、畸形胎儿等情况。应注意不能频繁地进行此检查，以防影响胎儿发育。

第四节　妊娠期准父母的心理及护理

妊娠期是女性步入育龄期后正常且自然的生理阶段，但是从个体视角出发，对很多孕妇来说，妊娠是一段陌生、新鲜且不同寻常的经历，因此，妊娠作为一个强大的心理应激源，使孕妇产生了独特的、复杂多样的心理特点和问题。

一、孕妇心理健康状况及护理

近年来，随着围生医学的快速发展，关于围生保健的相关研究逐渐增多，其中，孕妇的心理保健逐步受到业内关注。妊娠作为育龄期女性必经的生理阶段，此阶段内的情绪具有多变性、复杂性等基本特征，由于孕妇在妊娠期间不但需要承受生理上出现的改变，而且需要适应自身角色、家庭角色和社会角色等身份的变化（见图2-2），使孕妇出现不同的情绪波动以及心理改变，导致妊娠压力不断增大，心理健康出现问题。不良的心理情绪会通过免疫机制、内分泌机制对全身各器官及各系统功能产生反应，对孕妇的身心健康产生直接的影响，进而间接地影响胎儿健康。

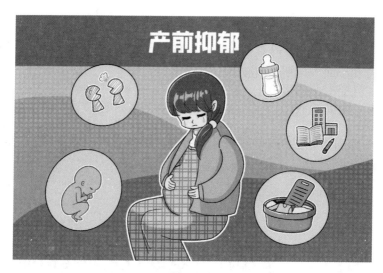

图2-2　影响妊娠期女性心理的因素

鉴于现阶段民众对于孕妇心理健康状况的不断重视，人们对孕妇的关注点从生理转移到了心理，从以疾病为中心转移到以孕妇自身为中心，孕妇的心理健康已经成为提高其孕期生活质量的一项重要指标。为了降低孕妇死亡率和新生儿出生缺陷发生率、促进母婴健康，因此，需要产科护理工作者对孕妇不同妊娠时期的心理健康有所重视，并给予针对性的护理干预，从而提升孕妇的分娩质量。

（一）不同妊娠期女性的心理特征

孕妇在妊娠期间除在生理上发生变化外，心理也同样会产生一些变化。怀孕对于女性来说无疑是一种应激事件，三个生物妊娠期内的心理状态也各不相同。孕妇在为孕育新生命而感到喜悦外，也容易产生焦虑情绪。"生理—心理—环境"结构都会对孕期的心理状态造成不同的影响。下面从不同孕期的心理状态及影响孕妇情绪的主要因素进行研究。

孕妇较大变化的情绪波动实质上是心理上的退缩，内心情绪的起伏。早期随妊娠周期而下降，在中期趋于稳定后，又随分娩的临近而再次回升。

1.妊娠早期（1~13周）

机体在妊娠早期处于免疫激活阶段，子宫在炎症的状态下，因为孕雌激素水平的变化，极易发生呕吐、恶心等妊娠反应。孕妇在妊娠早期不但要适应身体出现的各种不适，还需要适应角色出现的变化，较容易产生负面的心理情绪。

妊娠早期阶段，孕妇在生理状态和社会角色双重变动的作用下将表现出复杂的心理特征。一方面，胎儿在这个时期以胚胎的形式存在并逐渐发育，母体对胚胎的免疫排异反应及免疫耐受性的建立需要一定的时间，激素水平的显著变化也会使孕妇产生妊娠反应。另一方面，尤其是对于一胎孕妇来说，成为社会和家庭的特殊关注人群，接受角色的过渡，注定会出现持续性的情绪波动。一般而言，妊娠早期的心理特征兼具正面和负面两方面，正面情绪包括对于妊娠的欣喜、迎接新生命的期待以及被家人照护时的幸福感，负面情绪主要来自对待妊娠这一特殊状态的紧张与担忧，如果出现妊娠反应，可能还会伴随烦躁和其他消极态度。

孕早期妇女的整体心理健康水平较孕前明显有所下降，而此阶段又是孕育胎儿的最关键时期，母体的心理状态将严重影响到胎儿的发育。

2.妊娠中期（14~27周）

医学研究普遍认为，孕妇在孕中期的心理健康状况好于早晚孕期。中期是适应妊娠的阶段，孕妇此期的精神处于最佳状态。孕妇在此妊娠阶段内已经慢慢适应由于妊娠造成的心理和生理上的变化，故情绪处于一个较为稳定的状态，但此阶段内孕妇的反应能力、智力水平和感知觉等会有所降低，且逐渐增强不良刺激的抵御能力。

妊娠中期阶段，妊娠反应会渐趋消失，是整个妊娠过程中相对轻松的阶段。这一阶段，胎儿的存在能够被捕捉到，尤其是当胎心、胎动出现后，多数孕妇会为小生命在腹中的活跃感到兴奋。家庭氛围良好，伴侣关怀到位，环境压力较小的情况下，孕妇将开始享受这一身份，并为育儿进行积极的准备。当然，也有孕妇表明该过程同样会有间接性的紧张、负担等负面心理特征出现，但是频率相较于妊娠早期来说大幅度减少。总体来说，妊娠中期以正面心理特征为主，幸福感和期待感加强，情绪相对稳定，对于妊娠状态逐渐适应。她们虽会担心外观体形的改变，担忧胎儿的健康，但大多数时间是自我感觉良好的，以母亲的身份尽心感受胎儿生长发育的过程，因此增强了身份的正向感。

3. 妊娠晚期（28～40周）

由于生理机体的变化对孕妇正常的日常生活产生了一定的阻碍，孕妇在此阶段会感到心烦、易激怒等不同的负性情绪。随着临产期的逼近，对分娩的恐惧、胎儿情况的担忧使孕妇在心理上感到退缩，贯穿整个孕期的恐惧、焦虑和抑郁在此时爆发。

胎儿在此阶段内生长发育的速度较快，且会在一定程度上增加对于营养的需求，导致孕妇不同器官功能的负荷值达到最高的状态，孕妇受到分娩时间接近、体型改变等原因的影响心理出现的变化较大。通过分析相关研究资料得知，引起孕妇心理变化的原因主要有以下几点。

①胎儿的健康。

②承受分娩的压力。

③和朋友、家人和丈夫关系的改变。

④体型的变化。

⑤身体出现不适。

因为所选择的量表以及样本有一定的差异，不同研究学者在对妊娠晚期孕妇的心理状态的研究中有着不一致的结果。

（二）妊娠期女性心理状态的影响因素

1. 社会心理因素

（1）社会支持

社会支持主要是指个人采取社会互动的关系使心理应激反应得到明显减轻，促使社会适应能力得到明显提升，为个人提供一定的帮助以及支持。在社会支持中，家庭支持发挥着非常重要的作用，尤其是夫妻关系，在家庭关系中发挥着非常重要的作用，特别是部分二胎孕妇，其需要面临来自物质、精神的双重压力，丈夫是否能够给予一定的支持对孕妇的情绪会产生极大的影响。由于部分二胎孕妇在妊娠期间会逐渐减少对一胎的关注度，部分子女会以叛逆的行为抵抗父母二胎的行为，这不可避免地会影响孕妇的情绪。孕妇在妊娠直到分娩这一时间段，会显著地减少社会交往活动，若不能得到有效的社会支持，则会导致孕妇出现不良心理体验，从而出现情绪异常的情况。

（2）主观幸福感

孕妇的心理状态与主观幸福感有一定的关系，而社会支持水平的程度对主观幸福感有一定的影响。无论孕妇的机体是否在应激的状态下，社会支持都会使孕妇的主观幸福感明显增加，社会支持能够使应激状态下的机体受到保护，从而显著提升了正性情绪，促使孕妇感受幸福的能力明显提升。孕妇在妊娠期内的生活环境、体内激素水平的变化会造成出现抑郁、焦虑等不良心理情绪，特别是在孕晚期会受到分娩前物质准备、经济状况和角色转变等压力的影响，导致主观幸福感降低，从而产生不良的心理问题。

（3）妊娠压力

压力是指人体面对生活中的应激事件及负面因素时在心理层面上感受到的威胁与困惑，一般以身心紧张与不适感为主要表现。妊娠期是女性较为特殊的生理时期，从妊娠开始，孕妇的生理与心理较容易受到环境和自身状态的影响，且容易在出现妊娠反应和心理波动时形成妊娠压力。相关研究显示，孕妇在妊娠期间承受的妊娠压力过大，患上抑郁症的概率会增大。孕妇在妊娠期间处于焦虑状态或压力较大时会增加不规律产检、体重异常等不健康行为的风险，继而提高产生妊娠不良结局的概率。有学者通过产后抑郁的流行病学调查分析发现，产前心理健康水平是影响产后三个月抑郁水平的重要因素之一，若孕妇产前心理压力过大，会提高产后抑郁的发病率。

（4）经济条件

人们的心理健康状态和经济条件之间的关系较为密切，贫穷、经济状况落后等因素会在极大程度上影响人们的心理健康，妊娠期女性同样也会受到经济条件的影响。若女性在妊娠之后经济条件不佳或者突发经济危机，均会出现不良的心理情绪。若孕妇家庭经济条件较好，其在妊娠之后对于孩子出生后产生的费用问题，不会有所担忧，且不需要担心无法支出养育孩子的费用，使孕期所需要承受的心理压力明显减轻。若女性在计划期内成功妊娠，其在孩子的孕育方面已经做好经济、心理上的准备，孕妇的焦虑心理会明显减轻。随着经济社会的不断发展，生活成本也在不断提高，特别是二胎家庭需要承担两个孩子的养育经费，经济条件优越的家庭能为孕妇提供良好的物质保障，使孕妇应对不确定因素的安全感有所增加，为孕期心理的过渡提供一定的便利。

（5）年龄因素

妊娠期不良的心理状态也在一定程度上受到年龄的影响，如果孕妇的年龄较小，会提高产生不良心理问题的概率，主要是由于年龄较低的孕妇经济收入不高、文化程度相对较低等原因。目前，随着三孩政策的开放，越来越多的高龄产妇加入二孩、三孩的人群中，该类型人群的文化程度较高，能够从多个方面、多个渠道获取与分娩、妊娠相关的知识。

部分高龄二胎孕妇因为年龄较大，存在不良的孕产史，会过分担心胎儿的健康，这更加容易导致产生不良情绪。伴随着年龄逐渐增大，会在一定程度上提高妊娠期出现并发症的可能性。越来越多的高龄孕妇为了避免并发症损害脏器功能影响胎儿健康，会通过剖宫产的分娩方法来终止妊娠，引起医源性早产症状，最终提高新生儿低体重概率，对孕妇的心理健康状态也会产生一定的影响。

（6）性格特征

孕妇自身的性格特征对妊娠期间的心理状态也有一定的影响，根据爱森克个性问卷将孕妇性格分为内向不稳定、内向稳定、外向不稳定和外向稳定等类型。孕妇在情绪控制差、情绪不稳定的情况下非常容易在妊娠期间出现焦虑等负面心理。孕妇产前的焦虑程度与性格是内向还是外向具有非常密切的关系，若性格处于稳定、外向的状态下，极少会出现负面心理问题。若孕妇的性格过于内向，其不良心理状态的发生率较高。

（7）教育程度

孕期女性的心理健康与其自身学历也存在一定的关系。女性在妊娠期间出现负面心理的概率与文化程度呈正相关，孕妇文化程度越高，越可能出现焦虑的心理。文化程度较高的孕妇，会经过不同的途径对可能出现的并发症、分娩知识和妊娠知识等进行了解，在吸收到较为丰富的知识之后会有更多的思考，由此会对分娩、妊娠等产生焦虑的心理。受教育程度较低的孕妇同样会出现不良的心理情绪，考虑是由于低学历的孕妇会因为收入低、失业等原因出现压抑、自卑和敏感等情绪，从而出现不良心理状态。

2.生物学因素

（1）产科因素

大部分初产妇心理产生不良情绪均是由如何选择分娩方式引起的，而不良的心理问题则会导致剖宫产的发生率明显提升。部分二胎孕妇在第1次分娩时已经选择了剖宫产分娩，其再次生育时则会需要承担子宫破裂、疤痕子宫等可能出现的风险。因此，在分娩时，医院为了保障胎儿、孕妇的生命安全不受到威胁，均会采取再次剖宫产的方式进行分娩，二次剖宫产不但会引起产妇出现妇科疾病，还会导致产科医生的手术难度有所增加。随着年龄的增加，会在一定程度上提高妊娠期代谢性疾病的发病率，孕妇还会合并羊水异常、感染等并发症，部分会出现酮症酸中毒症状，甚至会出现胎儿死亡等后果。加上部分经产妇有不良孕产史，对子宫内膜产生一定的损伤，第二次妊娠会容易变成前置胎盘，特别是第一次分娩为剖宫产的女性，出现凶险性前置胎盘的发生率更高，会造成分娩、妊娠期间出现无法预见的大出血症状，对孕妇造成极大的恐慌。

（2）内分泌因素

人体情绪反应的扩散以及整合主要是由下丘脑来完成的，介导心理应激反应，中枢神经系统发挥着非常重要的作用，该类型神经递质的高低水平均有可能引起孕妇产生不良的心理情绪。加上孕妇在妊娠期间机体会出现较大的激素水平改变，以上的精神活性激素均会改变最终产物皮质醇物质，这类产物与心理状态的改变具有非常密切的关系。机体在妊娠之后会逐渐升高体内催乳素的水平，在妊娠晚期会达到峰值的状态，且在分娩时持续，在生产之后会在较短的时间内降低到一定水平，这些激素水平的改变都会影响孕妇的情绪。

孕妇在妊娠的不同阶段存在着不同的情绪体验，负面的情绪虽诱因不同，但均易造成心理健康问题，孕妇的情绪状态不仅会影响母体的健康，长期的不良情绪甚至对分娩结局、子代发育都具有影响。孕妇在妊娠期间，社会与家庭需要对孕妇进行必要的支持鼓励和合理的心理疏导，同时孕妇也需要补充相应的知识，认同身份的转变，以此降低心理压力，保障母婴安全。

（三）护理方式

1.利用孕妇学校开展健康教育

目前，大部分医院均在产科门诊建立孕妇学校，根据孕妇的需求开展针对性的学校授课计划，并由专门的护士开展管理，由临床经验丰富的助产士、专家负责孕期保健知识的讲解工作。在孕妇学校健康教育中还需要帮助孕妇了解分娩、新生儿护理和母乳喂养等相关知识，告知孕妇定期产前检查的重要性，确保孕妇能够在孕妇学校中对孕期知识、分娩过程和新生儿护理知识有科学、系统的认识；此外，加强医患之间的信任感，可以有效缓解或避免孕妇因缺乏孕产相关知识而产生不良情绪。通过孕妇学校开展健康教育干预能够促使孕妇抑郁和焦虑程度得到明显减轻。同时，孕妇学校在开展健康教育干预时还需要增设心理咨询的相关课程，医护人员对社会因素、心理因素等应给予重视，以提升健康教育的全面性。

2.认知行为疗法

孕妇在妊娠期间常会出现对某些事件存在不合理信念的情况，应通过树立合理的信念来改善孕妇在妊娠期间出现的心理问题。对孕妇采用认知行为疗法进行干预，得出的结果显示对于产前抑郁的孕妇来说，认知行为疗法可明显改善产前抑郁症状。对孕妇采取认知行为疗法进行干预后，不仅能够明显降低孕妇的抑郁评估得分，还可增加功能评分，所有孕妇在主观上均满意疗法。尽管如此，目前仍然需要通过大量的病例来进行研究，从而证实该研究方法的效果。

3.音乐疗法

最近几年，心理治疗干预开始重视非药物疗法的应用，特别是临床开始广泛地应用音乐疗法来改善各类型患者的负面心理。音乐能够使人体潜意识地放松肌肉，促使肾上腺皮质激素等化学物质的释放明显降低，最终使交感神经得到放松，对大脑边缘系统产生影响，不仅能够唤起心理愉快的感觉，还能使焦虑症状明显减轻，对减少心理压力能提供一定的帮助。对孕妇采取香熏音乐疗法进行干预，能使孕妇紧张、焦虑等心理情绪得到明显缓解，使胎儿宫内窘迫的概率明显降低，使分娩时间明显缩短，对产后出血量能够起到减少的作用。通过音乐疗法使孕妇的焦虑程度及感知压力明显降低，使孕妇抑郁、焦虑等心理问题得到显著缓解。

4. 自我效能理论的应用

自我效能主要是指人们对主导与控制自己行动的自信。最近几年，我国有越来越多的研究人员开始在孕妇妊娠期间的心理护理工作中应用自我效能理论，其实践结果表明，自我效能理论能够对母婴健康产生积极的影响。对妊娠期女性通过增强自我效能联合抚触护理进行干预，能使孕妇的疼痛程度明显减轻，使应用止痛药物的情况明显减少，从而使剖宫产率明显降低。通过对二胎高龄孕妇应用自我效能理论，能使产程明显缩短，促使自然分娩率明显提升，最终降低新生儿窒息率，使产科护理质量有所提高。

5. 正念减压疗法

正念减压疗法是指以正念为基础开展集中训练的一种治疗和压力管理方法，适用于工作倦怠、焦虑抑郁情绪等的治疗与预防，主要有瑜伽练习、坐式冥想（见图2-3）等方式。孕妇在妊娠期进行正念减压疗法时应该确保自己能全身心投入，并极大地放松自己的身体，使心境维持在平和的状态，才能发挥该疗法应有的效果。对产生不良情绪的孕妇应用正念减压疗法进行干预，能够有效地改善其负面情绪，从而有效降低抑郁、焦虑的程度，减轻妊娠的压力，促使心境状态明显改善。在妊娠期间通过正念训练进行干预，能够使孕妇的不良心理状态得到明显改善，避免不良妊娠结局。

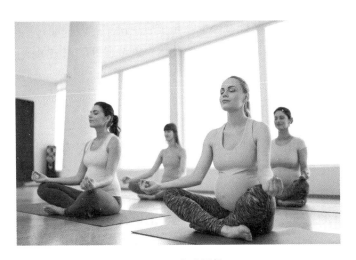

图2-3 坐式冥想

6. 加强社会支持

相关研究显示，孕妇在妊娠期间获得越多的社会支持，则越会明显减轻其妊娠压力以及负面情绪的发生率，由此得知，社会支持的程度能够积极地影响孕妇的心理健康。因此，在孕妇妊娠期间应该指导家庭成员对其给予足够的关怀，尤其是二胎妊娠的女性，由于需要承担两个孩子的教育责任，会给其经济带来一定的压力，应该指导家属对家庭成员的关系给予积极的调整。在夫妻生活中，丈夫越支持孕妇，会使孕妇有着更加健康的心理状态，同时会降低孕妇的妊娠压力。在日常生活中，应保证孕妇有充足的休息时间，使妊娠以及工作引起的疲劳得到明显缓解，保证和孕妇保持一定的沟通交流，对孕妇的心理状态以及身体变化有着足够的了解，在家庭里尽可能播放相对舒缓的音乐，确保其休息期间身心能够处于放松的状态。通过社会支持干预，能够使孕妇的抑郁、焦虑情绪明显减轻，从而降低不良妊娠结局的发生率。

7. 提升主观幸福感

通过了解孕妇的不同性格、文化程度等特征开展护理干预，分别从社会、心理和生理等方面引导孕妇尽可能融入母亲的角色中，对其不良认知给予纠正，使孕妇的焦虑、抑郁心理得到明显消除或者减轻，使孕期的情绪能够保持相对稳定，使孕妇的主观幸福感明显提升。若孕妇社会支持水平较低，心理健康水平较差，应该加强家属的健康教育工作，为孕妇提供可利用、有效的社会支持资源，促使其社会支持系统的支持程度明显提升。确保孕妇的心态明显端正，与妊娠环境互相适应，使孕妇的抑郁、焦虑心理及时改善，心理健康水平明显提升，为胎儿出生创造良好的家庭氛围，促进优生优育。

二、妊娠期准爸爸的心理健康状况及影响因素

与妊娠期准妈妈的心理健康状况及影响因素的研究相比，关于准爸爸的研究要少得多，国内基本没有。国外已有的研究表明，准爸爸抑郁焦虑的检出率要高于普通男性。与之相关的危险因子有：酒精成瘾，社会支持少，夫妻关系差，负向生活事件多，关于怀孕和分娩的知识少，没有工作。

第五节　妊娠期营养需求

一、能　量

妊娠早期孕妇的能量需要不明显，胎儿及母体的组织器官变化不大，则孕妇的营养需求与怀孕前基本一致，对能量的摄入也与怀孕前基本一致，不用额外增加能量。从孕中期开始，胎儿进入器官发育的阶段，并且生长较快，怀孕3个月，胎儿体重大约为20 g，进入孕中期，胎儿体重增加较多，每日平均增重10 g，妊娠中期，孕妇每周大约增重0.3～0.5 kg，平均增重0.4 kg。从孕中期开始，孕妇的基础代谢有所提高，因而需要的能量也相应增多。

二、蛋白质

蛋白质用于合成母体的组织器官和胎儿的各器官，是胎儿生长发育的重要物质基础，在胎儿的生长发育过程中有极其重要的作用。因而，妊娠期应增加蛋白质尤其是优质蛋白质的摄入，中国营养学会建议，妊娠期的不同阶段较非孕期增加的蛋白质分别为，孕早期5 g/d，孕中期15 g/d，孕后期20 g/d。

三、脂　类

孕中、晚期是胎儿大脑细胞增殖高峰，需要充足的必需脂肪酸。另外，EPA、DHA为神经系统发育所必需的脂肪酸，有利于胎儿神经系统的发育。中国营养学会建议，孕妇每日脂肪摄入量占总能量的20%～30%，其中饱和脂肪酸、单不饱和脂肪酸和多不饱和脂肪酸的比例为1∶1∶1，占总能量的百分比分别为<10%、10%和10%；ω-6脂肪酸和ω-3脂肪酸之比为

（4~6）：1，胆固醇的摄入量应少于300 mg/d。

四、碳水化合物

碳水化合物是最经济和主要的供给能量的物质，碳水化合物中葡萄糖为胎儿呼吸所用，是胎儿生长发育所必需的物质，而其他物质可以合成胎儿器官，是胎儿生长发育的基础物质。故孕妇应每日食用碳水化合物，避免饥饿，中国营养学会推荐每日进食150~200 g碳水化合物，供能比为55%~65%为宜。孕期便秘是孕妇常见的并发症，主要是由于生理作用导致，孕妇缓解便秘，可多食用新鲜蔬菜、水果和粗粮，这些食品膳食纤维含量丰富，有通便作用。妊娠便秘，会产生营养不良，宿便会压迫子宫，影响胎儿的生长。在这种情况下，孕妇应较非孕期多食膳食纤维丰富的食物，并可多饮用富含益生菌的酸奶等，因益生菌可以改善肠道菌群，促进排便。

五、矿物质

钙是我国人群普遍缺乏的营养素，在孕妇人群中缺乏更为普遍和严重，多项研究均显示我国孕妇孕期钙的摄入量呈现严重不足的状态，中国营养学会建议孕妇早期钙的摄入量为800 mg/d，孕中期为1 000 mg/d，孕晚期为1 200 mg/d。由于母体生理性贫血、母体身体储备铁、胎儿肝脏储存铁等原因，妊娠期妇女铁的摄入量也应有所提高。中国营养学会建议，孕早期为15 mg/d，孕中期为25 mg/d，孕晚期为35 mg/d。妊娠期妇女锌的摄入不足会影响胎儿的生长发育。中国营养学会建议，孕早期11.5 mg/d，孕中、晚期16.5 mg/d。妊娠期妇女由于生理作用，可导致碘的需要量增加，如果膳食中没有补充碘的摄入，就会导致碘的缺乏，碘缺乏可造成严重的后果，可导致胎儿宫内生长发育迟缓，神经发育障碍。中国营养学会建议妊娠期妇女膳食碘的摄入量为200 μg/d。

六、维生素

妊娠期妇女维生素A的摄入量不均衡，有些摄入偏多，而大部分孕妇维生素A的摄入不足。研究显示，维生素A摄入不足和过量都会产生不良后果，如维生素A摄入不足有可能造成胎儿宫内发育迟缓，并导致新生儿出生体重过轻，还有可能引发早产，但是过量的维生素A可能导致孕妇流产和新生儿先天畸形的发生。中国营养学会建议妊娠期妇女维生素A的摄入量为：孕早期800 μg/d、孕中期900 μg/d、孕晚期2 400 μg/d。

妊娠期对脂溶性维生素D的需要量增加，维生素D在体内可以参与重要的生物反应，研究显示，维生素D可促进钙的吸收和促进骨密度的增加，孕期这一特殊生理时期如缺乏维生素D不仅可导致孕妇骨质软化症的发生，研究显示，其与新生儿低钙血症和手足抽搐也有着密切的正相关关系。但过量摄入维生素D同样会造成不良影响，因其不能马上排出，而蓄积体内，可导致婴儿发生高钙血症。中国营养学会建议妊娠期妇女推荐量为：孕早期5 μg/d，孕中晚期10 μg/d。

有研究显示，维生素B_1与脚气病的发生有关，妊娠期缺乏维生素B_1对胎儿却有着明显的致病作用，新生儿可出现明显的先天性脚气病。有研究显示，维生素B_1还与孕妇的胃肠道反应有关，其摄入不足可减弱胃肠道蠕动并能加重早孕反应。维生素B_2缺乏可导致口腔炎和生殖器官炎症，还可导致胎儿生长发育迟缓。中国营养学会建议妊娠期妇女较非孕妇增加，推荐量为维生素B_1为1.5 mg/d，维生素B_2为1.7 mg/d。

维生素C可以增强孕妇的抵抗力，维生素C还有抗氧化的作用，可以辅助治疗过敏性疾病，对中毒性和传染性疾病也有促进恢复的作用。孕妇维生素C摄入量不足可使孕妇孕晚期胎膜早破的发生率升高，甚至导致胎儿死亡。中国营养学会对孕妇维生素C的每日推荐摄入量为孕早期100 mg/d，孕中期、孕晚期为130 mg/d。

第六节　产前保健

一、产前保健的时机

目前，产前保健的时机，尽管各地不尽相同，但不同机构的产前检查的间隔周期比较一致，可能鉴于孕期胎儿成长过程中，许多异常情况有其特殊的监测时段，因此很难定出重要时间点。多数专家对以下时间节点的划分比较认同。

孕12周内：建议第1次检查应该在孕12周内进行。

孕20周：建议在孕20周进行检查，以接受B超大畸形筛查。

孕24~28周：建议在此期进行糖尿病筛查。

孕37~40周：建议此时期内应进行产前检查，以明确分娩方式、进行胎儿监护等。但在37~40周这段时间是否每周进行1次检查，专家意见并不一致，大部分专家认为，应该每周进行1次检查，以及时发现胎儿异常情况。尚有部分专家认为没有必要每周进行检查，没有太大临床意义，缺乏有效的证据支持，而且增加了孕妇的负担。

二、产前保健的内容

在产前保健的内容方面，所在机构一般均按照省/市孕产妇健康手册规定的项目为怀孕妇女提供产前保健服务，包括信息采集、体格检查、产科检查和实验室检查等。在实验室检查中包括常规项目（血常规、尿常规和白带等）和可选择项目（如唐氏筛查、B超大畸形筛查等）。可选择项目一般由医院告知孕妇其意义和费用等相关信息，由孕妇自主选择是否进行检查，选择结果会以书面形式记录下来。

目前我国产前保健的内容主要包括：

孕12周内：在社区卫生服务中心建立孕产妇健康联系手册，并进行详细的信息采集、体格检查、产科检查及实验室检查，同时进行转诊评估。

　　孕12周后，按照各地的孕产妇健康手册规定的频率和时机，预约进行产前检查，妇女有权选择在社区卫生服务中心进行产前检查（但在孕28周前必须转诊到区/县/市级产科机构），也可以直接到区/县/市级产科机构进行产前检查。

　　在孕12周后的每次复诊中，除了进行常规检查（例如，测量体重、血压、尿蛋白、宫底高度和听胎心等）外，孕16～20周提供唐氏筛查；孕20周左右提供B超大畸形筛查；孕24～28周进行糖尿病筛查；孕28～30周进行贫血检查；孕32～35周进行肝功能、HIV复查；孕35～36周复查B超；孕36周后常规进行胎心监护；孕38周进行分娩方式评估；在孕12周内、孕28周和孕36周分别进行3次高危评分。

第七节　异位妊娠孕妇的护理

　　异位妊娠患者入院后护理人员给予常规护理。病房宜人，室内环境温湿度舒适，向首次入院病人介绍负责她的医师和护士的责任范围；告知医院的注意事项及病房的相关制度，望患者遵守；遵医嘱测量入院患者体重、体温等生命体征；遵医嘱执行分级护理。

一、心理护理

　　异位妊娠患者存在焦虑、抑郁和躯体化等心理特点。患者新怀孕的期望随着异位妊娠的诊断而破灭，此时患者的心情处于悲伤痛苦的阶段，还有可能会产生失败感。护士在早期接触患者时应抚慰她们心灵的创伤，消除患者的紧张和陌生感。对于沉默、不愿交谈的患者护士应多观察患者的举止，体贴患者，及时开导，帮助患者积极配合医生治疗。对于愿意倾诉的患者，护士要有耐心，认真倾听，让患者充分感受到被尊重，并注意保护患者隐私。

护理人员的语言、表情、态度、行为及气质等会对病人的情绪产生影响，能够提升患者战胜疾病的信心。在我国，中医情志护理主要有：阴阳喜怒调护、以情胜情法、顺意法、疏导法。传统医学主张阴阳平衡，勿大喜大悲。阴阳喜怒调护就是以阴阳为原则进行情绪的调理。积极的情绪与负面消极情绪相互调节中和，以达到阴阳平衡的状态。以情胜情法、顺意法、疏导法都是中医护理常用的调节情绪的方法。

二、饮食护理

中医学有"药食同源"的观念，认为药物和食物有一定治病的功效。中医饮食护理的基本原则可以应用在异常妊娠孕妇的护理过程中，主要包括：饮食有节、饮食有方、适时定量、合理膳食、不可偏嗜、荤素搭配、注意卫生。

三、用药护理

对于患者的用药，护士也应做好相应宣教。住院期间护士告诉异位妊娠患者中药汤剂宜饭前温服，若出现恶心呕吐等不适，可中药汤剂浓煎，嘱患者少量多次服用。保守治疗者，护士遵医嘱局部外敷中药散剂，注意药物是否凝结成块或脱离腹部，若出现上述情况应立即处理。患者服用活血化瘀药物时，嘱咐患者或家属观察患者有无腹痛、阴道出血及胚胎组织物排出，若出现应立即报告医生。使用氨甲蝶呤等杀胚药物治疗时，应密切观察有无不良反应。

四、病情观察

入院后护理人员为患者测量生命体征，清楚掌握患者病情，并着重观察有无腹痛、阴道流血等情况。如若病情严重应全程监护。遵医嘱为患者做好术前准备。告知患者多卧床休息少走动，确保外阴清洁。

五、皮肤、胃肠道准备

根据手术做好皮肤准备，观察患者脐下到大腿上1/3处皮肤是否有感染、破溃，若没有感染等再进行备皮。进行手术的前2 d应控制饮食，尽量吃容易消化的流食，避免存在便秘的情况。告知患者术前6 h禁食、禁水，反复确认以免麻醉后引起误吸导致坠积性肺炎或窒息。

六、术后护理

术后患者安返病房，若患者行介入治疗，告知患者家属患者需绝对卧床休息12~24 h，严禁下床走动；另外穿刺部位需制动6 h左右，并用盐袋压迫以防有液体渗出。定时查看手术部位的敷料是否清洁干燥，有无血液渗透，如若发现应立即更换。严格遵医嘱进行护理。30 min测量一次呼吸、脉搏、血压并进行记录。患者卧床期间应注意其下肢动脉、血运情况，以免发生静脉血栓，嘱咐家属可给患者按摩患侧下肢或提供下肢静脉泵给患者使用。解除绝对卧床后鼓励患者勤翻身，以防止局部皮肤受到长时间的压迫产生压疮。保持各管道通畅，密切观察尿液颜色、性质和量。

七、疼痛护理

疼痛是患者不舒适的主观体验。患者术后疼痛是常见的症状，不同患者对疼痛的阈值也不同。若患者痛感较弱可以采用安慰患者、分散患者注意力或五音疗法舒缓情绪等。若患者难以忍受，出现影响睡眠的情况，应遵医嘱肌肉注射止痛药（哌替啶）。

八、出院指导

输卵管妊娠经治疗后，仍存在疾病再次复发的可能。告知患者保持良好的个人卫生习惯，避免炎症感染；出院后1个月内禁止性生活及盆浴；指导患者避孕，减少人流次数；定期门诊复查；2个月内禁止重体力劳动和腹部受压运动；加强营养摄入，多吃蛋白质和含铁丰富的食物，增强抵抗力。

第三章　分娩期产妇的护理

分娩是女性自然生理过程，分娩方式分为阴道分娩和剖宫产分娩两种方式。阴道分娩是指在有安全保证的情况下，胎儿经阴道自然娩出的过程。剖宫产分娩，是指通过手术的方式，根据解剖层次依次切开腹壁、子宫壁，娩出胎儿及其附属物。

第一节　影响分娩的因素

如果胎儿不能自然分娩，则需采取剖宫产取出胎儿。剖宫产与自然分娩各有优缺点。

剖宫产的优点是产妇不必经历分娩阵痛，也没有难产的忧虑，对产道亦不会造成裂伤；缺点是剖宫产术中存在麻醉风险和产后大出血风险，严重者可能造成生命危险。

自然分娩对大多初产妇而言，还是比较安全的，伤害性较小且复原快，但在特定的适应证下，例如妊娠合并症、妊娠并发症、胎儿宫内窘迫、巨大儿、头盆不称等，则必须采用剖宫产术。

有一部分剖宫产是在第一产程或第二产程进展失败后进行的，而这些因产程进展失败而行剖宫产的产妇绝大部分既往没有剖宫产或子宫手术史，很多是初次剖宫产，这就导致她们在以后的分娩过程中，行剖宫产分娩的概率增加，因为剖宫产后阴道分娩风险大，所以尝试剖宫产后阴道分娩的产妇比例也非常低。

一、不同分娩方式的比较

阴道分娩是人类生殖的自然规律，具有诸多优点。对于新生儿来讲，在临产后随着子宫的节律性收缩，胎儿胸部受到挤压，使胎肺产生肺泡表面活性物质，胎儿娩出后能够很快建立自主呼吸；同时经过产道的挤压，胎儿的口鼻腔内的羊水和黏液被挤出，减少了新生儿湿肺的发生；新生儿的智力发育及抵抗力较剖宫产的新生儿强。对于母体而言，阴道分娩后身体恢复比剖宫产快，产后出血、感染、脏器粘连的发生率小。对于社会而言，阴道分娩可减少住院日，避免了医疗资源的浪费。

阴道分娩的好处很多，但也存在风险。例如，足月妊娠临产后因脐带因素导致胎儿窘迫选择阴道分娩时，会提高新生儿窒息率，提高围生儿的死亡率。阴道分娩会导致产妇盆底肌肉软组织结构受损、盆腔器官脱垂、压力性尿失禁、会阴伤口疼痛、产后尿潴留、性功能障碍等并发症。

随着医疗技术的逐步提高，剖宫产手术发展得越来越成熟，在不能自然分娩的情况下，剖宫产手术能有效降低产妇死亡率，以及降低胎儿的病残率。我们在对妊娠合并子宫肌瘤者随机分组进行病例对照研究时发现，剖宫产术中肌瘤切除组的出血量、尿潴留、疼痛与单纯剖宫产手术组比较无明显差异，建议医生在保证母婴安全的前提下，根据子宫肌瘤位置和大小选择手术方式。产妇合并子宫肌瘤等腹腔内其他疾病，连同剖宫产手术一并处理，避免了进行再次手术的风险，降低了医疗费用。剖宫产手术在处理胎盘早剥这种临床较危急的产科疾病时，可显著降低分娩风险，挽救母儿生命。

剖宫产也存在较高的风险，会提高产妇及新生儿的并发症的发生率。通过病例对照研究发现，剖宫产组的产妇产后出血的发生率高于阴道分娩组，在阴道分娩组的产妇中，产后出血的发生率为2.21%，在剖宫产组的产妇中，产后出血的发生率为6.36%，使产妇住院费用增加。剖宫产术的产妇产后出血、贫血、术中脏器损伤、静脉血栓、感染、子宫切除、前置胎盘、胎盘植入等发生率较阴道分娩高。剖宫产手术过程中麻醉及术中仰卧位会导致产妇的血压下降，影响胎盘血液供应，导致胎儿缺氧、新生儿湿肺等呼吸系统并发症。实施剖宫产手术的产妇缺乏5-羟色胺分泌的应激反应过程，泌乳素的分泌较阴道分娩的产妇少，手术本身给产妇带来的手术伤口疼痛、活动受限、手术前后对饮食的控制均影响产妇的母乳喂养。剖宫产也会造成产妇近期和远期的并发症，增加子宫瘢痕部位妊娠、胎盘植入、盆腔粘连、产后出血、感染等风险，控制剖宫产率要严格按照手术指征，控制剖宫产手术。

虽然剖宫产较阴道分娩存在诸多弊端，但剖宫产手术率一直居高不下。我国剖宫产率远远超过世界卫生组织（World Health Organization，WHO）规定的15%，尤其是非医学指征剖宫产，使住院日增加，不仅浪费医疗资源，还给患者带来不必要的经济负担。因此，选择最适合的分娩方式是产科医务人员面临的巨大难题和挑战。

影响产妇分娩方式选择的因素很多，如产妇的年龄、文化程度、职业、生育医保、产妇入院时间等社会人口学特征，孕龄、孕产次、产时并发症、妊娠合并症和并发症等产妇因素，多胎妊娠、胎儿过大、胎儿宫内窘迫、相对头盆不称、脐带绕颈等胎儿因素，产妇的认知、社会支持状况，医院和产妇及家属之间缺乏有效沟通，医学知识不对称等诸多原因。

随着我国计划生育的全面放开，再次生育的人越来越多。专家指出，对有剖宫产手术史且再次妊娠，并有意愿进行阴道分娩的产妇，医生应综合评估产妇情况，严密观察产程进展，在其符合阴道分娩适应证的前提下实施阴道分娩。这就亟须寻找最适合产妇的分娩方式，既能考虑产妇的意愿又能保证产妇及新生儿的安全，权衡利弊，作出最适合产妇的医疗决策，这不仅有利于帮助医护工作者客观地了解产妇的需求，而且能更大限度地满足产妇的分娩需要。

在国外，早在1900年，一家由认证护士和助产士组成的分娩中心就对剖宫产后阴道分娩进行了研究，对剖宫产后分娩的低风险产妇进行病例对照研究，评估剖宫产后阴道分娩结局的有效性和安全性，结果显示，剖宫产后阴道分娩组的产妇与再次剖宫产组的产妇及新生儿发病率无差异。产妇剖宫产术后再次妊娠时，在阴道试产期间，医生谨慎选择和密切监控产妇是成功管理剖宫产术后再次妊娠阴道试产成功的基石。

二、人口学因素与分娩方式

（一）年　龄

年龄是影响分娩方式的重要原因。<20岁的妇女产道尚未发育完全，如经阴道分娩，则可能导致产道损伤，但因骨盆结构较软，也可根据胎儿及产妇情况采取自然分娩或者阴道助产。但随着社会的发展，自然分娩、阴道助产和剖宫产的平均年龄也在逐渐增大，高龄产妇尤其是高龄初产妇多选择剖宫产。

随着我国经济的发展、妇女地位的提高，女性社会责任的增加，工作和事业的需要以及国家晚婚晚育政策的影响，导致女性结婚及育儿年龄均推迟，甚至女性在35岁以上的时候才考虑怀孕已经变得越来越普遍了。随着产妇年龄的增加，剖宫产分娩的可能性也越大。因为年龄大的产妇其子宫肌层功能不全的可能性较年龄小的产妇大，缺少缝隙连接的形成以及催产素受体数量的减少也被认为是大龄产妇剖宫产率增加的可能的生理因素。还有一个原因就是随年龄的增长，产妇骨盆的顺应性降低。这就致使年龄大的产妇阴道分娩的可能性降低了，增加了剖宫产分娩的可能性。因此，应提倡育龄妇女初次分娩在20～35岁，并鼓励育龄妇女经阴道分娩。

（二）文化程度

随着文化程度增高，剖宫产构成比逐渐增大，自然分娩构成比则逐渐减小。其原因是文化程度和年龄多成正比，高文化程度者多为高龄产妇，易选择剖宫产。

目前，我国加强全民的素质教育，扩大高等教育覆盖面，人们受教育时间延长，高学历者比例逐年上升，年轻女性结婚时间推迟，必然使高龄产妇的增多，导致潜在剖宫产率上升。

（三）职　业

公职人员和工人及公司职员的剖宫产构成远高于农民及其他人员，这是因为公职人员和工人、公司职员经济地位较高，收入稳定，生活条件较好，获得营养充足甚至过剩，使得巨大儿的可能性增加，加之工作性质多为静态作业，休息时看电视时间长，锻炼不足，导致阴道分娩困难，多采取剖宫产。另外，职业与生育保险关系密切，公职人员和工人及公司职员多有生育医保，可以减轻分娩者剖宫产住院费用的压力。而农民、城市打工者等其他人员多为流动人口，未加入生育医疗保险，缺乏经济承受力，在不必要剖宫产的情况下多经阴道分娩。有国外研究甚至显示，随着产妇社会职位的提高，即使无任何产科风险存在的情况，剖宫产率也会因经济补偿较多而增高。因此，对于社会职位高者应积极引导，鼓励采取阴道试产，同时加强合理补充营养知识的教育及孕期锻炼，避免巨大儿的发生，增强孕妇体质。

（四）生育医保

生育医保在减少生育风险，提高母婴健康水平上起到重大的作用，同时也提高了剖宫产率。因为生育医保可减轻剖宫产费用所带来的经济压力，同时可获得更多医疗服务，有生育医保者倾向于剖宫产，而无生育医保者，承受不起经济负担，多选择阴道分娩。生育医保的有无也反映出我国现行医疗服务体系不完善，医保覆盖面还有待扩大，因此，除了进行医疗改革，扩大医保覆盖面，提高医疗服务公平性外，对有医保者应加强分娩知识的教育，鼓励采取阴道分娩。

（五）社会因素

社会因素主要包括孕妇对分娩的恐惧、孕妇入院分娩时间、家属及医生的影响，其中很大一部分是产妇及家属的强烈要求。社会因素所导致的剖宫产已经成为剖宫产率增高最主要的原因。

1. 孕产妇害怕心理

处于妊娠期的女性由于没有做好心理准备，常会出现消极的一面，一方面是对胎儿安危的担忧，另一方面是对阴道分娩不了解而产生的恐惧感。在一些研究中，出现焦虑症状的产妇在分娩过程中产程时间更长，并且活跃期所占的时间也更长。与没有产生焦虑症状的产妇相比，剖宫产率更高，产后心理健康不佳的风险也更高。对于无合并症的正常产妇，焦虑与抑郁程度会对分娩方式造成影响。焦虑与抑郁评分越高，越有可能行剖宫产分娩。因为产妇对分娩的恐惧而形成的焦虑、抑郁症状和低的自我效能是相互联系的，这就致使产妇对产程中的疼痛的感知能力提高了，并增加了产程中的干预。而分娩过程中产妇的自我效能是可以调节的，提高产妇应对产程中生理和心理上的挑战的自信心是为阴道分娩做好准备的基础。在国外的一项研究中发现，对初产妇进行产前教育能够明显提高产妇的自我效能。在国内的一项对产妇进行产前教育以提高产妇的自我效能的研究中也发现，接受产前教育的产妇对分娩的自信心明显提高了，并且产妇的焦虑症状和对疼痛的感知能力也降低了。国外一项对要求剖宫产的产妇的研究发现，经过心理咨询的介入，86%的产妇改变了他们对于分娩方式的认识，并且做好了阴道分娩的准备，最后51%的产妇成功阴道分娩。在剖宫产分娩的产妇中，66%的产妇因产科指征行剖宫产；在成功阴道分娩的产妇中，93%的产妇表示她们将来还会选择阴道分娩；而剖宫产的产妇中，46%的产妇希望以后能够阴道分娩；对于自己要求行剖宫产的产妇，25%的产妇表示她们将来更倾向于阴道分娩。

　　产妇在分娩期间如果得到丈夫的帮助较少也是对分娩感到恐惧的原因。一项质性研究的结果表明，孕妇在怀孕期间希望得到丈夫的帮助，尤其是在分娩的时候。在国内的一些公立医院，产妇在产房分娩过程中可能会变得非常紧张，因为有些医院并不允许家属进产房陪产，这就导致了产妇和其他产妇一起待在繁忙的产房里，因为得不到丈夫和其他家人的帮助而感到孤单，这种情况增加了孕妇对分娩过程的恐惧。这提示我们，在产前可以由临床医生及助产士为孕产妇提供心理健康咨询和教育，在分娩过程中加强家属与产妇的联系，以改善产妇的心理状况，降低剖宫产率，帮助产妇实现正常阴道分娩，有助于提高产妇的生殖生活质量，降低保健成本，改善产后母婴健康状况。

　　2.入院分娩时间

　　正常无合并症的产妇过早入院会增加其剖宫产的风险，同时，过早入院影响了产妇的心理状况，使产妇患焦虑和抑郁的风险增加，并通过心理因素影响其分娩方式及母婴结局。分析其原因：①产妇入院后对医院及产房的环境感到陌生，容易紧张。随着入院至分娩时间的增加，产妇容易感到疲劳。有研究表明，产妇的疲劳和产后抑郁之间存在着很强的相关性，说明疲劳和不良心理状况有相关性。②产妇入院后受病房或产房其他产妇的影响，特别是其他产妇发生不良妊娠结局时，产妇的焦虑、抑郁症状加重。同时，有研究显示，产妇的年龄可被认为是对分娩感到恐惧的诱发因素，年龄越大，恐惧症状的程度越严重。因此，产妇年龄越大，对分娩的恐惧越强烈，进而导致焦虑症状加重。可以对暂无母胎风险的产妇在入院时进行评估，暂未正式进入产程的产妇指导其在家中待产，延缓入院时间，这样可减少产妇入院至分娩的时间，改善其焦虑症状，并降低剖宫产率，改善母婴结局。同时，可以对产妇进行心理介入的方法改善产妇的心理健康状况，降低剖宫产率，取得好的妊娠结局。

入院时间越早，产程干预措施也越多，例如催产素引产和硬膜外镇痛等。而在错误的情况下常规引产可能会增加剖宫产的风险，在胎儿位置异常时使用硬膜外镇痛会增加剖宫产的可能以及母婴并发症的发生率。同时，入院时间过早，产妇阴道分娩的积极性降低。对没有正式进入产程的产妇，推迟其入院时间，会给产妇带来好处，例如，缩短了其在病房停留的时间，在分娩期间，产妇参与阴道分娩的积极性和产程中配合程度较高；推迟产妇入院时间，降低了产妇在活跃期和第二产程因产程进展失败行剖宫产的风险。有研究表明，活跃期入院的产妇比潜伏期入院的产妇剖宫产率低，且人工破膜、使用催产素、分娩镇痛等产科干预措施更少。国际指南也建议，在产程早期，临床医生应当鼓励产妇在家里待产，直到产程的活跃期再入院，以此来推迟产妇入院时间；如果提前入院，临床医师不应在等待其自然发动的同时进行产程干预。

3. 家属及医生的影响

产妇选择剖宫产主要的影响来源包括医务人员和家属、朋友。孕妇亲戚朋友的分娩经历对孕妇的影响十分明显。家属要积极正确地认识剖宫产，关心、鼓励产妇，给予精神支持。

医生是剖宫产的最终决策者与执行者，医务人员对孕产妇及其家属均存在直接的"指导"和间接的"暗示"，在很大程度上影响孕产妇及其家属的选择。

国外研究显示，因社会因素而导致选择性剖宫产已成为剖宫产决定性指征，其与因产科难题而必须实施的紧急剖宫产不同，选择性剖宫产的首要指征是前次剖宫产史；紧急性剖宫产的首要指征则为头盆不称。由于剖宫产技术的提高以及预先充足的准备，选择性剖宫产呈逐年上升趋势且产生不良反应的危险小于紧急剖宫产，亦明显低于阴道分娩。通过对医生和产妇的网络调查，认为选择性剖宫产优于紧急性剖宫产，导致产妇更愿意提前选择剖宫产结束分娩。

目前，选择性剖宫产引起各国的重视，都希望控制此类剖宫产以避免医疗资源的浪费，但其合理性和伦理性复杂。虽然无手术指征的剖宫产其合理性暂不明确，但个人和社会都具有选择权。产妇要求行剖宫产可不考虑紧急剖宫产产妇治疗的优先性以及公共医疗资源的紧缺；另外，产妇"角色"受到重视，使得剖宫产"指征"这一概念变得复杂，"产妇要求"亦可视为剖宫产的指征。因此，解决医学指征和产妇自由选择之间的冲突，需要产科医生和产妇应在了解选择原因及认识剖宫产优缺点的基础上，共同作出合理的决定。

三、生物医学因素与分娩方式

虽然非生物医学因素所导致的剖宫产比例逐年上升，但是生物医学依然是剖宫产术开展的主要原因。生物医学因素是紧急性剖宫产的主要指征，也是导致剖宫产率增高的重要原因。虽然选择性剖宫产多数是因产妇害怕或者家属及医生的影响而要求实施的，但生物医学因素中对于手术指征诊断错误或者指征不足，就随意放宽指征而拒绝阴道分娩进而采取剖宫产，也可定义为选择性剖宫产。

（一）产妇因素

1. 孕　龄

孕龄分为早产、足月产和过期产。<37周为早产，37～42周为足月产，

>42周为过期产。足月产的剖宫产风险是早产的1.9倍。若无其他高危妊娠因素，早产多不提倡剖宫产，因为早产儿重量不大，较易经阴道分娩。但有国外研究提示对于极早产儿（孕周<27周）采用剖宫产可减少新生儿宫内窒息及死亡率。过期产因多伴有巨大儿，可增加难产等可能性，多采用剖宫产。足月产则可根据产妇及胎儿情况采取合适的分娩方式。因此，对于早产儿和过期产，如不能保障母婴平安则实施剖宫产，而足月产则应掌握剖宫产指征，鼓励产妇经阴道分娩，避免过度剖宫产。

2. 孕产次

孕产次是影响分娩方式非常重要的因素。目前大量研究显示初产妇多采用剖宫产，尤其高龄初产妇或者独生女初产妇。产道紧、精神紧张，害怕自然分娩长时间疼痛以及对胎儿的不利影响，使得初产妇不愿意试产而选择剖宫产。近年来，经产妇的剖宫产比例也在逐渐上升。经产妇产道扩张且有分娩经验，适应阴道分娩，但若经产妇以往有不良产科病或前次剖宫产史，则再次分娩也会选择剖宫产。初产妇和经产妇剖宫产率差异逐渐缩小，也是导致剖宫产率逐渐上升的原因。

3. 产时并发症

又称为难产，胎位不正是剖宫产的手术指征之一，以臀位为最常见。若产妇本身有阴道生产的意愿，且骨盆正常、产力良好、胎儿不大的条件下仍可尝试阴道助产。但臀位阴道分娩具有较高的危险性，应根据实际情况而定。前置胎盘和胎盘早剥均是妊娠晚期出血的主要原因，为妊娠期的严重并发症，是剖宫产的重要原因。

4. 妊娠合并症和并发症

妊娠合并症是指在未孕之前或妊娠期间发生的非妊娠直接引起的疾病，妊娠终止，疾病也不一定随之消失，包括贫血、妊娠期糖尿病和恶性肿瘤等。妊娠并发症是指因妊娠而直接引起的疾病，但不一定随妊娠终止而消失，包括妊娠期高血压、子痫、妊娠期胆汁淤积综合征、血型不合等。

妊娠合并症和并发症是剖宫产的手术指征，但一些较轻的或者只有单一合并（并发）症的产妇，可先予以试产。未予试产或试产不充分，或随意放宽手术指征即采取剖宫产，可增加不必要的剖宫产。

（二）胎儿因素

1.多胎妊娠

多胎是剖宫产指征中主要的胎儿因素之一。目前不少家庭通过试管婴儿获得多胎儿，特别珍贵，产妇及家属多不愿意经阴道分娩而直接采用剖宫产。因此，多胎数量的增多及其珍贵性导致剖宫产数居高不下。

2.胎儿过大

在一项对单胎头位的初产妇进行的多中心的研究中发现，胎儿的腹围和头围可以作为预测剖宫产的指标。腹围和头围越大，越有可能行剖宫产分娩。

国外的一项研究发现，在分娩前使用超声测得胎儿头围≥35 cm，同时估测胎儿体重≥3 900 g，会增加第二产程延长的风险。新生儿体重在正常范围内时，随着新生儿体重的增加，产妇发生头盆不称而行剖宫产的概率也随之增加。虽然产妇的骨盆尺寸在近些年不太可能发生太大的变化，但随着生活水平的提高，肥胖妇女的比例越来越高，产妇孕期营养补充过量导致妊娠期体重增长过快，此时新生儿的体重也有可能增加，而这也会导致更高的剖宫产率。

3.胎儿宫内窘迫

胎儿宫内窘迫是剖宫产的手术指征，诊断胎儿窘迫不严格或只依靠某一单项检查结果，忽略对胎动、胎心率变化等进行综合判断，导致胎儿窘迫诊断的扩大化，均可增多不必要的剖宫产。因此，医生应全面评价胎儿状态，正确诊断胎儿宫内窘迫，以减少可避免的剖宫产。

4.相对头盆不称

头盆不称是指胎儿大小和孕妇的骨盆不相适应，胎儿难以通过阴道娩出。头盆不称是实施剖宫产的重要指征，因此，产科医生应在产程中适时行人工破膜、药物封闭治疗等积极处理，解决部分头盆不称而避免剖宫产的发生。

5.脐带绕颈

脐带绕颈并不是剖宫产的绝对指征，脐带绕颈过紧可导致血循环受阻或胎儿颈静脉受压，使胎儿脑组织缺血、缺氧，造成宫内窘迫甚至死胎，必须行剖宫产。脐带绕颈是导致剖宫产率升高的重要因素，其原因是B超的问世使脐带缠绕的产前诊断率大大提高，产妇为避免发生脐带脱垂、后出头困难造成胎儿损伤，即使有条件试产的也未予试产，直接采用剖宫产，导致剖宫产率增高。

四、医院和地市因素与分娩方式

不同医院级别和医院类别影响分娩方式和剖宫产水平，同样不同地市以及不同发展程度的地区分娩方式构成以及剖宫产率也不相同，其原因是人口学因素以及生物因素的综合。

（一）医院级别和医院类别

随着医院级别的增高，剖宫产率增高，三级医院的剖宫产构成远高于二级和一级医院，二级医院的阴道助产构成则远高于三级和一级医院。若三级医院为省级综合医院或者妇产科专科医院，处理产科危急重症的技术高于其他助产机构并接受基层医院的转诊，且多数高危妊娠选择在三级医院分娩，因此其剖宫产率较高；二级医院产科技术水平高于一级医院，对于轻度高危妊娠可采取阴道助产术结束分娩。随着医院级别的下降，剖宫产风险逐渐上升，说明可能存在过度实施剖宫产现象，因一级医院多半尚不具备剖宫产手术的医疗技术及设备。上级医院的医生助产技术高于下级医院，且对剖宫产的认识较为深刻全面，在临产中往往会较严格掌握手术指征，减少无手术指征的剖宫产，但基层医院为了避免医疗风险，对于孕妇及家属的要求多半妥协，实施非必需的剖宫产。综合医院的剖宫产和阴道助产构成均高于专科医院。一般综合医院多为公立医院，而专科医院除了妇幼保健院外多为私立医院。产妇及家属对公立医院的信任度高于私立医院，在出现高危妊娠时则更信赖于综合医院，导致剖宫产率高。

（二）地市因素

剖宫产率与地区的经济水平存在一定的关系。较发达城市，经济发达，好的医疗单位多，医生医疗水平高，可吸引高危产妇入院，间接增加剖宫产率。

五、构建合理的分娩方式，控制剖宫产率

剖宫产率居高不下受很多因素影响，包括人口学因素、生物医学因素，还有医院和地市因素，这些因素的共同作用促使了剖宫产水平在近20年来的迅速增高和居高不下，而剖宫产的无限制增多，必会增加家庭经济和社会卫生资源的负担，如何构建合理有效的分娩方式以及控制剖宫产水平已成当务之急。

（一）大力开展分娩知识教育

应大力开展分娩知识教育，使产妇认识到自然分娩可增强胎儿免疫力等好处，意识到剖宫产不是绝对安全的手术，并且摈弃迷信思想，减少"计划分娩"；家属应积极鼓励待产妇试产，同时家属尤其是丈夫应多多关心产妇，营造欢乐的家庭气氛，消除孕产妇尤其是高龄初产妇极度恐惧、紧张的心理，树立自然分娩的信心。另外，还应对孕期及待产期的营养知识进行教育，引导合理的饮食结构和习惯，避免出现因过度营养而导致的巨大儿，可减少难产机会。已有研究显示，加强健康教育课可降低剖宫产率而不增加新生儿窒息，实施个体化互动式健康教育方式更能获得健康信息，有效提高孕产妇对分娩的正确认识，减少剖宫产率。目前，因社会因素而导致的选择性剖宫产呈上升趋势，加强个体化健康教育显得尤为重要。

（二）加强产时管理，转变产科服务模式

加强围生期保健和孕期监护，及时发现并治疗高危因素，特别是高危妊娠。建立一对一的产时服务模式，开展导乐分娩，由熟悉的助产士陪伴产妇，给予经验传授、技术指导、心理安慰、情感支持等系统性的整体护理，使产妇得到全方位照护，助产士应加强对产程的严密观察，及时发现并处理试产过程中的异常情况，既可提高自然分娩率，又可降低剖宫产率和新生儿窒息率。

（三）提高产科水平，严格把握剖宫产指征

产程的多变和灵活导致产科的高风险，产程监测及难题处理尤为重要。

产科医生应提高助产技术以及处理产时难题的水平，增加产妇对医生的安全感和自然分娩的信心，不能随意根据产妇意愿而放宽指征，应向产妇及其家属阐明阴道分娩和剖宫产优缺点，鼓励产妇在无手术指征的情况下，尽量采用自然分娩或阴道助产。

（四）社会支持和政府干预

社会舆论应理解产科医护人员的辛苦及其所承担的风险，积极改善医患关系，为产科医师营造良好的医疗环境，减少产科医生在试产时所承受的压力。同时在政策法规上，政府应积极探讨保障医患双方的法律法规，避免医疗风险。针对欠发达地区剖宫产水平反而比发达地区高这一现象，政府应加强对基层医院的监督，对于不具备开展剖宫产手术的医疗机构应予以整顿；对上级医院，应督促其产科医生严格把握手术指征，避免非必需的剖宫产无限制开展。另外，可将剖宫产率作为对医院进行考核的指标，控制社会因素剖宫产的上升。

综上所述，通过开展孕产妇及其家属的教育、转变产科服务模式、提高产科服务质量、严格把握手术指征以及给予社会和政府的支持和干预，避免产妇将正常的分娩"医疗化"，减少因社会因素或手术指征不足而导致的选择性剖宫产，同时加大产科中阴道助产的比例，优化分娩方式结构，体现产科技术的进步及减少医疗资源的过度消耗。

第二节　枕先露的分娩机制

胎儿先露部通过产道娩出时，为了适应产道各个平面的大小及形态而被动地进行一系列适应性的转动，以其最小径线通过产道的全过程称为分娩机制，它是胎儿、产道、产力矛盾交替转化统一的过程。临床上枕先露占95.55%～97.55%，又以枕左前位最多见，故以枕左前位的分娩机制为例做详细说明。

1. 衔　接

又称入盆，是指胎头双顶径进入骨盆入口平面，胎头颅骨最低点接近或达到坐骨棘水平。胎头进入骨盆入口时呈半俯屈状态，以枕额径衔接。由于枕额径大于骨盆入口前后径，胎头矢状缝坐落在骨盆入口右斜径上，枕骨位于骨盆左前方。初产妇多在预产期前1～2周内衔接，如初产妇临产后胎头仍未衔接，应警惕是否有头盆不称；经产妇多在分娩开始后胎头衔接（见图3-1）。

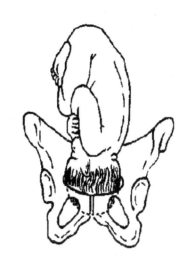

图3-1　胎头衔接

2. 下　降

临产后，胎头沿骨盆轴前进的动作，称为下降。胎头下降的程度是判断产程进展的重要标志之一。下降动作呈间歇性，宫缩时前进，间歇期少许退回。初产妇因为宫口扩张缓慢和软组织阻力大，胎头下降速度较经产妇慢。

3. 俯　屈

当胎头以枕额径进入骨盆腔后，继续下降至骨盆底时，处于半俯屈状态的胎头枕部遇到肛提肌的阻力，借杠杆作用进一步俯屈，变胎头衔接时的枕额径为枕下前囟径，以适应产道的最小径线，有利于胎头进一步下降（见图3-2）。

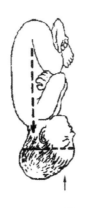
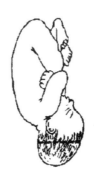

图3-2　胎头俯屈

4.内旋转

胎头围绕骨盆纵轴旋转，使其矢状缝与中骨盆及骨盆出口前后径相一致，称内旋转。内旋转使胎头适应中骨盆及骨盆出口前后径大于横径的特点，利于胎头进一步下降。内旋转完成后，胎儿枕部自骨盆左前方向右前旋转至正枕前位，小囟门转至耻骨弓下方。胎头于第一产程末完成内旋转动作（见图3-3）。

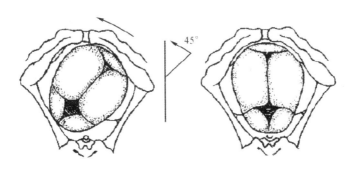

图3-3　胎头内旋转

5.仰伸胎头

完成内旋转后继续下降到达阴道外口时，子宫收缩力、腹肌及膈肌收缩力继续迫使胎头下降，而肛提肌收缩力又将胎头向前推进，两者共同作用（合力）使胎头沿骨盆轴下段向下向前的方向转向上，胎头枕骨下部达耻骨联合下缘时，以耻骨弓为支点逐渐仰伸，胎头顶部、额、鼻、口、颏相继娩出（见图3-4）。

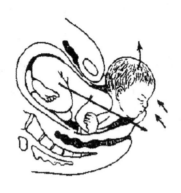

图3-4　胎头仰伸

6.复位及外旋转胎头

仰伸时，胎儿双肩径即进入骨盆入口左斜径，并沿骨盆左斜径下降。胎头娩出后，为使胎头与胎肩恢复正常关系，枕部向左侧旋转45°时，称为复位。胎肩在盆腔内继续下降，前（右）肩向前向中线旋转45°，使胎儿双肩径转成与骨盆出口前后径相一致的方向，枕部随之在外继续向左旋转45°，以保持胎头与胎肩垂直关系，称外旋转（见图3-5）。

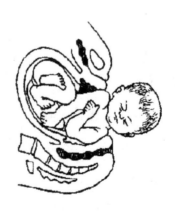

图3-5　胎头外旋转

7.胎儿娩出

胎头完成外旋转后，前（右）肩在耻骨弓下娩出。继之，后（左）肩从会阴前缘娩出。胎儿双肩娩出后，胎体及四肢也随之娩出。

第三节 临产的诊断与产程分期

一、临产的诊断

临产开始的标志是有规律宫缩且逐渐增强，同时伴随进行性子宫颈管消失、子宫颈口扩张和先露部下降。

二、产程分期

分娩全过程是从规律宫缩开始至胎儿胎盘娩出为止，简称总产程。临床上一般分为三个时期。

1.第一产程（宫颈扩张期）

从出现规律宫缩开始，到子宫颈口开全为止。初产妇宫颈较紧，扩张速度较慢，约需11～12 h；经产妇的宫口较松，宫口扩张速度较快，约需6～8 h。

2.第二产程（胎儿娩出期）

从子宫颈口开全到胎儿娩出为止。初产妇约需1～2 h；经产妇一般数分钟即可完成，但也有长达1 h者。

3.第三产程（胎盘娩出期）

从胎儿娩出到胎盘娩出为止。约需5～15 min，一般不超过30 min。

第四节　正常分娩的护理

一、分娩前的护理

（一）心理护理

正常分娩的产妇对分娩都有一定的恐惧和焦虑紧张的心理，如果这时候工作人员不了解产妇的心理，帮其消除这些情绪，将导致产妇不能正确选择分娩方式，或者没有信心坚持完成正常分娩。对此，有经验的产科护理人员应通过交流了解分析产妇恐惧紧张的原因，详细讲解分娩的过程及注意事项、何时该如何配合等。

（二）环境护理

产妇入院后，由科室里资深的助产人员带领产妇参观科室的环境，并将房间的温度、湿度根据产妇的要求调节适宜，创造产妇和家人都满意的环境氛围，消除产妇担心分娩后温度较低带来的不便。

（三）生理性舒适的护理

指导产妇每1～2 h排尿1次，膨胀的膀胱会影响胎儿下降且增加产妇的疼痛感；及时为产妇补充水分，可以喝水也可以喝果汁、果冻等，但不能过量。

二、分娩时的护理

（一）第一产程潜伏期的护理

分娩要经历一个相对漫长的潜伏期，正常时限是8 h，最大时限是16 h，这对产妇是一个极为严峻的考验，对陪护的家人也是一个煎熬的过程。这一时期指导产妇及家属，选择产妇感觉舒适的方式及体位，陪同产妇在走廊漫步或上下楼梯以缩短潜伏期，按摩骶尾骨处、腰部等可以减轻产妇疼痛感觉的部位。每一次检查宫颈口开大情况并告知产妇以增强其坚持正常分娩的信心，同时安慰家属以得到家人的支持。

（二）第一产程活跃期的护理

进入活跃期后产程进展相对较快，这时期指导产妇采取舒适的体位：坐位、侧卧位、站位、家人搀扶、拥抱、后边搂抱等体位。

分娩时，在不影响分娩的情况下，让产妇采取最舒适的体位，或平卧位或半坐卧位等。鼓励产妇放松随意肌、盆底肌、腰部及腰骶部肌肉，宽松的盆腔有利于胎儿的娩出。

三、分娩后的护理

（一）心理舒适护理

分娩结束后，产妇由于角色的转变，心理活动很复杂，既高兴紧张又恐惧。此时，护理人员要表扬肯定她能自己完成正常分娩的勇气和坚持，之后用微笑、抚慰友好的态度表达对产妇的尊重和爱护。这样产妇就会有一个积极快乐的心态配合助产士完成产后的护理工作。

（二）身体的舒适护理

分娩结束后，产妇结束了极端疲惫和兴奋。这时候要帮助照顾产妇，迅速轻柔地清理好产妇身上的羊水和血渍，帮其保暖，按摩肢体，恢复疲惫紧张的肌肉。无微不至的关怀，会让产妇感到温暖和信任，这样产妇才能进入舒适状态并恢复体能。

第四章　产褥期妇女的护理

从胎盘娩出至产妇全身各器官（除乳腺外）恢复至正常未孕状态所需的时间称为产褥期（puerperium），一般定为6周。在产褥期，产妇全身各系统，特别是生殖系统有较大的生理变化，同时伴随新生儿的出生，产妇及其家庭经历着心理的和社会的适应过程。

第一节　产褥期母体变化

一、生殖系统的变化

子宫在产褥期变化最明显。在胎盘娩出后子宫逐渐恢复至未孕状态的全过程，称为子宫复旧。子宫复旧主要变化为宫体肌纤维缩复和子宫内膜的再生，同时还有子宫血管变化、子宫下段和宫颈的复原等。

产后阴道壁肌张力逐渐恢复，阴道腔逐渐缩小，约在产后3周重新显现黏膜皱襞，但阴道于产褥期结束时仍不能完全恢复到未孕前的紧张度。

产后坚持做保健操，盆底肌可恢复至接近未孕状态。若盆底肌及其筋膜发生严重撕裂造成盆底松弛，加之产褥期过早参加重体力劳动；或者分娩次数过多，且间隔时间短，盆底组织难以完全恢复正常。

二、乳房的变化

产后乳房的主要变化是泌乳，包括乳汁的产生和射乳。婴儿吸吮动作可反射地引起神经垂体释放更多的催乳素和催产素，促使乳汁分泌和排出。不断排空乳房也是维持乳汁分泌的重要条件。

三、消化系统的变化

产后1~2 d内常感口渴，喜进流质或半流质，但食欲欠佳，以后逐渐好转。产褥期活动少，肠蠕动减弱，加之腹直肌及盆底肌松弛，容易发生便秘。

四、泌尿系统的变化

妊娠期体内潴留的水分主要经肾脏排出，故产后1周内尿量明显增多。尿中氨基酸、肌酐、肌酸增加，约产后1周恢复正常。妊娠期发生肾盂、输尿管扩张于产后2~8周恢复正常。在产褥期，尤其在产后24 h内，由于膀胱肌张力降低，对膀胱内压的敏感性降低，加之外阴切口疼痛、不习惯卧床排尿、器械助产、区域阻滞麻醉，均可能增加尿潴留的发生。

五、内分泌系统的变化

月经复潮及排卵时间受哺乳影响。不哺乳产妇平均产后6~10周月经复潮，约产后10周恢复排卵。哺乳产妇平均产后4~6个月月经复潮，可同时排卵，部分妇女在哺乳期间月经一直不来潮，但在首次月经来潮前有可能排卵，故哺乳产妇未见月经来潮也有受孕可能。

六、腹壁的变化

妊娠期出现的下腹正中线色素沉着，在产褥期逐渐消退。初产妇腹壁紫红色妊娠纹变成银白色陈旧妊娠纹。腹壁皮肤因为子宫增大的影响，部分弹力纤维断裂，腹直肌出现不同程度的分离，产后腹部明显松弛，腹壁紧张度需在产后6~8周恢复。

七、产褥期妇女的心理变化

新生儿的出生使家庭在结构、功能上发生了巨大的变化，产妇的角色也发生改变，产妇需要从妊娠、分娩的疲劳中恢复，树立做母亲的信心。产后妇女对新角色的适应要经过的三个时期，分别是依赖期、依赖独立期及独立期。

第二节　产褥期的护理评估与护理诊断

一、产褥期的护理评估

（一）身体状况的评估

1.一般状况

（1）评估生命体征

产后的体温多数在正常范围内，有部分产妇会产生泌乳热，即产后

3～4 d出现乳房血管、淋巴管极度充盈，乳房胀大，伴37.8～39℃发热，一般持续4～16 h，体温即下降，不属于病态，但需排除其他原因尤其是感染引起的发热。产后脉搏可略缓慢，1周后恢复正常。产后24 h内应密切观察体温、脉搏、呼吸、血压的变化，有异常情况及时告知医生。

（2）产后宫缩痛

产褥早期因宫缩引起下腹部阵发性剧烈疼痛称产后宫缩痛。评估产后妇女对宫缩痛的反应、能否忍受等。

（3）泌尿增多和排尿困难

产后应重视评估膀胱充盈情况及第一次排尿。产后第一次排尿后需评估尿量，若尿量少应再次评估膀胱充盈情况，预防尿潴留。

2.生殖系统状况

（1）评估子宫复旧过程

胎盘娩出后，宫底稍上升，以后每天下降1～2 cm，产后10 d子宫降至骨盆腔内。每日应在同一时间评估子宫复旧情况。

（2）评估恶露情况

产后随着子宫蜕膜的脱落，血液、坏死蜕膜组织经阴道排出称为恶露。若子宫复旧不全，恶露增多，色红且持续时间延长，提示子宫复旧不全、宫缩乏力或胎盘残留。若恶露有臭味且子宫有压痛提示有宫腔感染。

（3）评估会阴局部

阴道分娩者产后会阴有轻度水肿，可自行消退。若有会阴切口或撕裂修补，会阴部会有疼痛。评估发现疼痛严重，局部有肿胀、发红、皮肤温度高，要注意有无会阴切口感染。

（二）心理-社会支持状况的评估

产褥期是产妇生理和心理变化较大的一个阶段。身体不适及社会角色的转换使产妇易出现情绪波动，甚至会出现产后抑郁症。评估产妇的支持系统，如医院的医护人员、家人等的关心，良好的支持系统，如家人的理解和帮助有助于产妇的心理适应。

二、常见护理诊断

常见的护理诊断主要如下。

（1）舒适改变。与产后宫缩、会阴部切口、褥汗等有关。

（2）知识缺乏。与缺乏护理孩子的知识和技能有关。

（3）亲子依附关系改变。与产后疲惫、会阴疼痛有关。

（4）有感染的危险。与产后体质虚弱、生殖道有创面及自然防御功能下降有关。

第三节　产褥期的具体护理措施

一、一般护理

1. 提供良好的环境

室内有充足的阳光，空气新鲜，经常通风换气，保持床单位的清洁、整齐、干燥。

2. 饮　食

产后 1 h 可给产妇流质或半流质，以后给予普通饮食。食物应富含营养、足够的热量和水分。哺乳者，应多进蛋白质和多吃汤汁饮食，并适当补充维生素和铁剂。

3. 休息与活动

正常分娩后 24 h 内卧床休息为主，24 h 后鼓励产妇下床活动。会阴切开或剖宫产的产妇，可适当推迟活动时间。早期下床活动有利于子宫复旧、恶露排出、会阴伤口愈合及大小便通畅，可预防下肢静脉血栓形成。

4. 清洁卫生

产褥期应每天梳头刷牙，要勤用热水擦身或淋浴，勤换衣裤、会阴垫及床单等。

二、心理护理

1.热情沟通，建立良好关系

产妇生产之后身体较虚弱，需要休息。产妇进入休息室后，护士要热情接待，对待产妇的问题要耐心回答，多与产妇沟通，帮助她们坚定信心，指导产妇科学照顾宝宝。

2.提供帮助

产后3 d内，主动帮助产妇进行日常护理，积极普及科学的日常护理知识，让产妇多与孩子接触，增进母子感情。

三、健康教育

产后及时对产妇和家属进行宣教，包括产妇饮食、休息、环境、母乳喂养技巧等，帮助产妇做好母乳喂养，做好新生儿的观察护理等。注意与产妇和家属沟通，做好产妇的角色转换工作，特别注意做好对新生儿性别有渴求者的思想工作。指导产妇家属多给予产妇心理支持，使产妇在温馨、和谐的环境中度过产褥期。

第四节 产后出血

产后出血是一种潜在致命的产科危急重症，是造成孕产妇死亡的主要原因。多方面的因素为产后出血的发生埋下隐患，我国经济社会发展存在的地域差异，造成了交通不便、医疗水平不发达、医护从业人员知识欠缺等问题，均不同程度地使得农村及偏远山区的孕产妇死亡率远远高于城市。另外，越来越多的高龄孕产妇无形中成为产后出血的潜在人群；而有剖宫产史的产妇再次怀孕后进行阴道试产，也增加了产科出血发生的危险性。

早在1985年，WHO就提出了剖宫产率不应超过15%，而我国剖宫产率的快速上升导致促进阴道分娩成了现阶段产科的一项重要任务。在阴道分娩过程中，助产士和产科护士一直陪在产妇身边，及时发现产妇产后出血的早期征象并给予干预措施对挽救产妇生命而言有着重要意义。然而现有的产后出血相关指南均以医疗干预措施为主，缺乏早期评估的具体内容，使得产科护理人员在处理时多依据经验进行评估和处理；另一方面，由于我国有些助产士的学历较低，且没有接受过系统的助产专业知识与技能的培训，通常经过3个月左右的临床岗前培训即成为助产士，导致其专业能力有限，也是延误产科急症的识别与抢救的原因之一。

助产士及产科护士的工作不同于其他护理岗位，其对病情的评估和判断具有一定的自主性，要求具备紧急情况下的评估和急救能力。国内现有关于产后出血的研究内容主要集中在产后出血的流行病学特点、产前的高危因素分析及产后医疗处理措施方面，对助产士及产科护士主导的评估和早期干预内容研究不足，尚未形成评估与干预规范。

一、产后出血的概念界定

WHO将产后出血（postpartum hemorrhage，PPH）分为原发性产后出血及产褥期出血两种类型。原发性产后出血又称早期产后出血，是指产后24 h内经阴道分娩的产妇失血量在500 mL以上，而严重出血是指24 h内出血量超过1 000 mL以上。这一概念目前在我国采用较为广泛。晚期产后出血又称产褥期出血，是指分娩24 h后到产后6周发生的产后出血。由于绝大多数的严重产后出血出现在早期，也即早期产后出血。

二、产后出血的研究现状

（一）产后出血的流行病学特点

1. 产后出血是我国及世界范围内孕产妇死亡的首要原因

随着医疗及科技的不断进步，全球范围内孕产妇死亡率不断下降。但尽管如此，由于妊娠及分娩并发症导致的孕产妇死亡人数仍十分惊人。WHO对171个国家和地区的相关数据进行回顾分析后，估算出2015年每百万次分娩例数中约有216名孕产妇死亡，其中，每天约有820人死于妊娠及分娩导致的相关疾病。另外，WHO也在2014年进行了一项针对孕产妇死亡原因的系统回顾，其中包含了115个国家的相关数据，结果显示产科出血、妊娠期高血压疾病和败血症占总死亡率的50%以上，而出血在各项死亡原因中又居首位（约为27.1%）。就我国相关资料而言，2014年妇幼卫生信息分析报告的结果显示，我国孕产妇死亡率为21.7/10万，并且其发病率呈现出显著增加的趋势，产后出血导致的死亡占孕产妇死亡原因的28%。

2. 产后出血发生率及死亡率的地域差异较大

孕产妇死亡率是世界范围内公认的衡量发达国家与落后国家医疗水平的指标之一。在孕产妇死亡率较高的欠发达国家和地区，由于国民信息登记系统不够完善，造成了相关数据的缺失及误差；而另一方面，尽管发达地区的医疗记录较为成熟，但由于存在死因归类的错误及偏差，部分数据并不十分精确。在这种情况下，不同地区报道的产后出血导致的死亡率千差万别，其发病率亦各不相同。我国文献中有报道产后出血的发病率约为4%～6%，由于目测法估计出血量时可能存在误差，实际发病率更高。WHO报道的产后出血发病率约为6%，而在非洲地区则达到10.5%。我国的产后出血死亡率，农村地区高于城市地区，产后出血发生的地域差异十分显著。如何降低产后出血死亡率，尤其是农村地区的发病率及死亡率，也是我们必须重视的问题。

3. 导致产后出血的病因及高危因素较多

产后出血的病因主要包括：宫缩乏力（约70%）、产道损伤（约20%）、胎盘因素（约10%）及凝血障碍（约1%），病因及各种因素的发生率在不同文献报道中较为一致。国内外对高危因素进行分析的研究也较多，主要包括：高龄妊娠（>35岁）、种族（亚洲人和西班牙裔）、BMI（>30）、孕次（初产）、合并内科疾病（如妊娠期高血压疾病、妊娠期糖尿病、肥胖、重症肝炎、妊娠期急性脂肪肝、贫血等）、过期妊娠、巨大儿、多胎、子宫肌瘤、产前出血、既往产后出血史、既往剖宫产史、麻醉、第三产程延长、分娩方式（剖宫产>人工肋产>自然分娩）、会阴侧切、绒毛膜羊膜炎等。尤其是近年来辅助生殖技术不断发展增加了多胎妊娠、再次剖宫产等高危因素，进一步提高了产后出血的风险。需要注意的是，所有分娩产妇都有发生产后出血的可能。根据危险因素来预测是否发生产后出血存在一定的困难，因为一些发生产后出血的产妇并没有什么高危因素。这也提示我们，尽管我们无法预知低危产妇是否会发生产后出血，但对存在高危因素的人群而言，可以通过产前高危评估判断其发生产后出血的可能性，帮助医护人员提高警惕并做好相关抢救准备工作。

（二）产后出血的预警评估

1. 产后出血高危因素的评估

有学者对高危孕产妇进行预警评分，来预测产后出血可能出现的结局，并根据评分情况及早采取干预措施，取得一定的成效。Singh等[1]在676人次的产科住院病人中使用了修订版产科早期预警系统（modified early obstetric warning system，MEOWS）来预测产科急重症的死亡率，并对该评分系统进行评价，发现该量表敏感度为89%，特异度为79%，阳性预测率为39%，阴性预测率为98%，具有良好的预测价值和临床实用性。Behling和Renaud的报道[2]中，将产科生命体征预警系统（obstetric vital sign alext，OBVSA）加入了电子病历信息记录中，用于产科危重症的孕产妇，以发现一些易被忽视的症状，审查评估结果，从而使医务人员对评分高的患者给予更多关注。研究发

---

[1] Singh S, McGlennan A, England A, et al. A validation study of the cemach recommended modified early obstetric warning system (MEOWS)[J].Anaesthesia, 2012, 67: 12-18.

[2] Behling D, Renaud M. Development of an obstetric vital sign alert to improve outcomes in acute care obstetrics[J].Nurs Women's Health, 2015, 19 128-141.

现，使用该预警系统后，大大缩短了从出现症状到进行处理的时间，在及时干预后总出血量平均减少了约300 mL，证明其能够有效减少出血量，使医务人员尽早对产妇采取处理措施。

我国有学者针对产后出血的预警评估研制出不同的评分工具，用来预测发生风险或死亡风险。沈宇清参考产前及分娩期发生产后出血的高危因素，结合《产后出血预测评分表》，设定了25项指标，在对375例产后出血患者进行量化评分后，建立了严重产后出血风险预测等公式，认为评分与预后的关系对临床治疗具有一定的指导意义。邝鉴銮同样参照了妊娠期生理变化特点及APACHE Ⅱ危重症评估系统参数对311例产科危重症患者病例进行分析，确定了18项生理变量多数，并得出死亡风险预测公式；另外，将得出的产科危重症评估系统与APACHE Ⅱ评分系统进行比对，发现APACHE Ⅱ评分得出的死亡危险度显著高于实际死亡率，而产科危重症评估系统预测的患者死亡率与实际死亡率无显著差异，说明其研制出的评估系统能够较为可靠地适用于孕产妇这一人群来预测死亡病例。尽管国内现有的产后出血预警评分系统已有一定的研究基础，但如何在诸多选择中选取一种可靠度最高又方便于临床实际操作的预测工具，值得进一步探讨。

2. 对出血情况的评估

对出血量的评估方法有多种，但往往由于过低估计实际出血量造成抢救的延误，或由于操作烦琐缺乏实用性。目前常用于出血量测量的方法主要有：目测测量法、容量测量法、面积测量法、称重测量法、测量Hct-Hb法、比色测量法、临床表现评估出血量法、羊水血细胞比容换算法等，临床中较常采用前四种方法。

目测法简便易行，但由于比较主观，误差很大，常为实际测量容积的一半左右，其临床应用价值有限，例如对出血量较多的产妇评估不及时会导致产后出血诊断的延误。因此，在评估过程中应采用客观准确的出血量测量方法，及时诊断出产后出血。

目前临床中常用的集中客观评估出血量方法均存在一些不足之处。面积测量法受到布类不同质地、厚度、干湿度吸水量的影响，造成一定的测量误差。容积法和称重法的准确性较高，但由于操作烦琐、工作量大，常需要强制推行。此外，有一些组织机构或学者设计出不同的集血或测量工具，如

BRASSS-V袋、一次性产后出血收集袋、用于剖宫产产妇的计量型产妇垫、产后出血专用秤等，不同程度地提高了出血量评估的准确性；但部分设计或由于成本原因或操作不够简便，不能在临床中广泛应用。探索一种恰当的产后失血量测量方法仍需要进一步研究。另外，现有的出血评估主要针对出血量展开，鲜有涉及出血速度的相关研究。

3. 对孕产妇临床指标的评估

临床中处理难治性产后出血的关键之一在于根据产妇具体的临床表现进行个性化的治疗，并持续监测病情。目前国内外文献报道的评估指标研究均存在一定的片面性，主要及次要评估指标界定不清，且各指标评估时有差异，实际上，由于孕妇孕期心血管生理变化较大，与普通人群差异显著，因此，一旦出现十分明显的临床症状时，可能失血量已经较大，这也说明在对产妇进行早期评估时，需要对产妇的临床表现进行仔细全面的观察评估。

国内有一些文献报道中说明了若干评估指标的观察结果，而缺乏其他的一些指标的研究报道。通过对32例产妇进行综合护理干预后，持续观察记录了产后2 h内产妇的脉搏、血压、表情、肤色变化及阴道出血量，并记录患者出入量，结果发现，实验组的止血效果优于对照组的32例产妇。有研究人员在一项前瞻性研究中分别估计了阴道分娩和剖宫产产妇的出血量，并对外周血Hb、Hct、生命体征（血压、心率、呼吸）进行若干次观察，得出的结论是两组分娩前后的Hb、Hct、血压、心率均无明显差异，其中尤其说明了即便是出血量>1 000~1 500 mL组也无差异，但其结果中并未呈现出生命体征相关数据的具体资料。对产后出血而言，宫缩程度、膀胱充盈情况等指标也是需要进行评估的内容；但相关研究报道缺失，同时，产后评估常规暂无指导性的实践规范，也导致临床中助产士及护士的护理质量参差不齐。

综上所述，产后出血是造成孕产妇死亡的首要病因，在胎儿娩出后即开始对产妇进行产后评估，能够尽早发现其病情变化并针对性地采取应对处理措施。国内外现有的产后出血指南、系统回顾及原始研究较多，但缺乏对产妇病情的预警评估内容和针对产科护理人员的早期一般处理内容的深入研究，尚未形成具体方案。这恰恰是产科护理工作的要求，是助产士及产科护士所必须掌握的。但在实际工作中，医务人员多是凭临床经验来对产妇的病情进行观察和处理，缺乏一定的科学依据，其经验也不能得到大范围推广。

由于我国的护理人员执业范围与国外存在较大的差异，因此，制订出一套适合我国国情的、针对护理人员的、科学系统的早期干预方案势在必行。分析重要的产后评估指标，制订规范的评估策略，能够帮助医护人员判断病情并做出针对性的处理，为及时评估、诊断和处理产后出血提供有效的理论指导依据。

三、产后出血的原因

子宫收缩乏力与胎盘因素在我国产后出血的原因中仍居前两位，占产后出血原因的60%~70%，其后依次为软产道损伤及其他原因。

随着生活水平提高，产前检查在各级医院的普及，孕妇的围生期保健意识的提高，产前检查的正规程度越来越高，子宫破裂危险因素（如瘢痕子宫、头盆不称等）的发现及时，选择期剖宫产，避免了子宫强烈收缩导致子宫破裂。妊娠期合并症和并发症也得到了系统的治疗和控制，从而降低了孕产妇的死亡率，提高了围生儿的成活率。

除了子宫收缩乏力外，全身及局部多种因素均可能引起子宫收缩乏力，例如：①产科合并症：前置胎盘及妊娠期高血压疾病、巨大儿、多胎、羊水过多。②妇科原因：子宫手术史、子宫畸形、子宫肌瘤等。③产程长、身体过度疲劳、难产、精神紧张、镇静剂或麻醉剂的使用。④体质因素等。

而随着社会经济的发展，人们的生活水平逐渐提高，营养水平的提高，计划生育政策的改变，导致引起产后出血现象的因素增加。胎盘因素中，因为妇科炎症人群增加，流产、引产率的增多，人工辅助生育技术滥用，剖宫产率的居高不下造成瘢痕子宫增多，手术水平的良莠不齐，不符合生育政策的孕妇产前检查缺乏，从而使胎盘因素在产后出血中的比例升高，同时前置胎盘植入子宫下段瘢痕也成为产后出血和子宫切除的一个重要原因。随着缝合技术的提高，成分输血的普及，产道裂伤和凝血功能障碍引起的产后出血必将进一步减少。

四、影响产后出血的因素

（一）分娩方式

不同分娩方式对应的产后出血发生率有明显差异。术中应正确使用宫缩剂，必要时行子宫动脉结扎、B-Lynch缝合或宫腔纱条填塞。同时患妊娠合并症或并发症的孕妇行剖宫产的可能性更高，产后出血风险增加了，产后出血的高危因素也大大提高。剖宫产出于麻醉和创伤的原因更易导致子宫收缩乏力的发生，从而提高了产后出血的发生率。剖宫产本身就是因为合并其他情况，如产程异常、巨大儿、前置胎盘、妊娠期高血压疾病等，所以存在产后出血风险也大。阴道分娩一般没有严重的异常情况，所以出血量相对要小。

（二）产科合并症

产后出血的高危因素多为前置胎盘、胎盘早剥、妊娠期高血压、多胎及贫血，与无合并症孕产妇相比产后出血发生率有显著差异。

胎盘因素成为产后出血的主要病因，其中，前置胎盘是引起术中大量出血的首要因素。因为子宫下段作为胎盘附着处，本身缺少肌纤维，收缩力差，容易引起胎盘剥离面广泛渗血，同时，前置胎盘易合并胎盘粘连或胎盘植入，增加产后出血的风险。

妊娠期高血压疾病产妇往往存在子宫小动脉变性、坏死、硬化，影响子宫收缩，出于病理的原因易引起凝血机制异常，造成产后出血。同时孕妇产前常规给予硝苯地平及硫酸镁等降压解痉的药物治疗，硝苯地平为钙离子拮抗剂，有抑制子宫收缩的作用。镁离子可直接作用于子宫平滑肌细胞，减轻子宫对催产素的敏感性，对抗钙离子抑制子宫收缩，从而影响子宫平滑肌的收缩，引起产后出血。

因妊娠期高血压疾病发生的产后出血多与子宫收缩和凝血机制异常有关。胎盘早剥多与妊娠高血压有关，一部分为外伤所致，胎盘早剥致子宫肌纤维血性浸润收缩无力，易致凝血功能障碍，导致难治性产后出血。

多胎妊娠也容易引起产后出血现象，因为多胎妊娠可以导致子宫过度扩张，肌纤维过度伸展，所以对子宫正常的收缩及缩复有很大影响；同时，多胎妊娠并发妊娠期高血压疾病、妊娠期肝内胆汁淤积综合征的概率增高，剖宫产概率高，这些也是产后出血的高危因素。

（三）贫血引起产后出血

中重度贫血可能导致阴道分娩及剖宫产产后出血量明显增加。贫血患者血液氧合能力降低，可引起机体对分娩或手术过程耐受力的下降，使子宫肌纤维缺血缺氧，导致产时子宫收缩乏力，胎盘剥离面血窦不能有效关闭，以至于产后大量出血。

五、产后出血处理

（一）产后出血的干预方法

在早期干预方面，国内外的处理措施仍存在一些差异，例如，在使用压迫法的处理上，国外一些研究发现，压迫腹主动脉能够有效减缓血流速度，对各种原因引起的产后出血均有积极效果。在对120名由于不同病因导致产后出血的产妇进行研究，实验组采用了腹部加压装置，两组应用多普勒测速仪来监测股动脉的血流量，结果发现，腹部加压能够显著地减少股动脉血流量，减少产后出血量，同时无并发症出现，认为该装置安全有效，能够在临床中进行应用。而国内方面，中华医学会2014年发布的《产后出血预防与处理指南》中并未提及这一处理方法，而对万方数据库进行检索也仅有一篇关于压迫腹主动脉治疗产后出血的研究报道，且报道对象为剖宫产产妇，尚无阴道分娩的相关研究，侧面反映出国内对这一方法的使用并不普遍。此外，一些研究中还报道了抗休克服的应用，不管是在三级医疗机构，还是在产后出血的产妇转运过程中，均能够大大减少出血量，改善休克的症状。以上实践内容中存在的差异在我国的临床环境中是否适用，还有待进一步探讨。

目前，国内现有的针对产后出血采取的处理措施具有系统性，并且已取得一定的效果。一般来说，应首先采取一般处理，同时寻找出血原因，对因治疗。一般处理主要包括开放静脉通道补液、气道管理、监测产妇病情、药物应用、进行实验室检查等。

对因处理以外科治疗为主，如采用人工按压手法、宫腔填塞处理或外科手术等处理措施，主要总结如下（见表4-1）。

表4-1　产后出血对因治疗

产后出血原因	治　疗
宫缩乏力	按摩子宫
	压迫法（包括手压迫法和宫/盆腔填塞）
	子宫缝合术（B-Lynch等）
	子宫血管结扎
	动脉栓塞术
	子宫切除术
胎盘因素	脐静脉注射催产素
	徒手剥离胎盘
	刮宫
	胎盘植入者保守手术
	治疗或子宫切除
产道损伤	会阴裂伤修补术
	阴道裂伤修补术
	宫颈裂伤修补术
	子宫破裂行修补或切除术
	外阴/阴道血肿清除缝合术
凝血功能异常	补充凝血因子（包括新鲜冰冻血浆、冷沉淀、凝血酶原复合物、血小板等）

（二）子宫切除

产科子宫切除的主要原因从子宫破裂和宫腔感染转变为胎盘因素和子宫

收缩乏力。在现在的社会形势和基层医疗现状下，降低剖宫产率及人工流产率，从而降低产科子宫切除的发生存在一定难度。临床上需根据具体临床指征及产妇预后来决定采取何种子宫切除手术方式。因为产后大出血需要尽快完成手术，解除出血原因，而次全子宫切除术不需要过多推开膀胱及输尿管，亦不需要处理宫颈旁组织，手术时间较短，应首选次全子宫切除。但当有下列情况：①前置胎盘；②胎盘粘连或植入并侵犯宫颈；③子宫破裂时间大于24 h，局部已有感染，破裂累及宫颈；④剖宫产术后晚期产后出血，如果剖宫产切口部位位置低伴有炎症、出血、坏死，组织脆弱，有撕裂，可以考虑全子宫切除术。

青年女性是产后出血患者的主要构成，保留少部分下段宫体以及宫颈，对性生活影响小而且可以有少量月经，有效保证了妇女生理、心理和生活的要求。但是需要指出的是，次全子宫切除术者有术后患宫颈癌的风险，术前要交代到位。

六、产后出血预后

（一）母体预后

在治疗产后失血所引起的休克中遵循以下原则。

（1）尽量正确估计失血量，从而更好地判断休克程度。

（2）建立快速有效的多条静脉通道，有条件可行中心静脉压监测。

（3）补充晶体平衡液及红细胞、新鲜冷冻血浆、冷沉淀等，补充血容量及凝血因子、纠正低血压，改善凝血情况。

（4）持续高流量给氧以纠正酸中毒，应用升压药物及改善心、肾功能。

（5）应用广谱抗生素防治感染。失血性休克纠正指标：①脉搏<100 次/min；②收缩压>90 mmHg；③脉压>30 mmHg；④中心静脉压恢复正常；⑤尿量>30 mL/min；⑥血气分析正常；⑦皮肤温暖、红润、静脉充盈、脉搏有力。

多数休克前期的产妇经过补液等一般治疗失血性休克得到纠正，如能及时发现出血，积极处理出血原因，纠正血容量不足，可有效避免产妇发展到休克期。所以，积极处理第三产程在预防产后出血中起到很重要的作用。

（二）围生儿预后

大多数围生儿的不良预后的产生与产后出血之间没有直接因果关系的存在，但因其母体多存在前置胎盘、胎盘早剥、妊娠期高血压疾病、多胎妊娠等妊娠期合并症或并发症，或者因胎儿宫内窘迫、产程异常等情况而实施急诊剖宫产。所以早产儿、新生儿肺炎、黄疸的发病率较高，从而使转入NICU的比例升高，而某些妊娠期合并症或并发症、急诊剖宫产同时也是产后出血的危险因素，所以导致产后出血围生儿中出现异常的情况增多。

七、难治性产后出血诊治

难治性产后出血（IPH），是指危及产妇生命的出血。经过传统的保守治疗，如子宫按摩和缩宫剂的使用等，对子宫反应仍处于迟钝状态的产妇，不可避免地必须使用手术治疗来挽救产妇生命。由于其血液在短时间内大量损失，可引起致命性的严重并发症，成为孕产妇死亡的首要原因。

国外文献指出，产后出血占所有孕产妇死亡的28%，因而世界各地仍然将其视为直接导致产妇死亡的最常见的原因。尽管产后出血的治疗在近几年有显著的成效，产后出血的死亡率正在下降，而难治性产后出血却仍然是产妇直接死亡的三大最常见原因之一。难治性产后出血由于短时间内出血量大，一般止血处理效果欠佳，容易引起严重并发症，有时甚至子宫切除也无法挽救产妇性命。

（一）难治性产后出血的原因

难治性产后出血的主要病因为宫缩乏力、胎盘因素、软产道损伤和凝血功能障碍四个方面。据文献报道，难治性产后出血中75%～90%的原因是宫缩乏力，居于首位，而影响子宫收缩的因素是多样化的：子宫过度扩张，如羊水过多、多胎妊娠、多产和巨大儿；胎盘异常，如胎盘早剥、植入、前置；长时间的劳动、使用镇静剂过多、产程延长、骨盆异常、全身麻醉、妊娠合并危险并发症、产妇的心理因素等均可以影响子宫收缩。

胎盘异常可以导致大规模的出血，其是指胎盘于子宫壁的异常附着或胎盘植入，引起出血的程度取决于胎盘的位置及侵入子宫肌壁的深度，在此因素中风险最大的是前置胎盘。大量研究表明，前置胎盘的发生率与既往剖宫产史呈明显的正相关。产科创伤也是引起难治性产后出血的原因，分娩时最常见的受伤是会阴、阴道和宫颈的撕裂和血肿，这些均是导致盆腔血管的断裂或血肿形成的危险因素。

（二）难治性产后出血的治疗

难治性产后出血患者在短时间内大量出血，危及生命，及时的止血及对症处理在抢救难治性出血产妇中具有极其重要的意义。难治性出血产妇的止血措施较一般出血复杂，因此，提高手术者的技术及选择恰当的手术止血方式均是必不可少的。

针对不同因素导致的出血采取不同的措施，行个体化治疗。

（1）剖宫产术中宫缩乏力性难治性产后出血，子宫呈软袋状改变，可行子宫背带式缝合术、改良式B-Lynch缝合术或者横向环行捆绑式缝扎子宫，它们都是控制出血的有效手术止血措施。

（2）前置胎盘、植入性胎盘等胎盘异常引起的难治性产后出血，采取宫腔纱条填塞术或宫颈环扎加球囊压迫宫腔止血效果较好。

（3）剖宫产术后宫缩乏力性难治性产后出血，可选盆腔血管结扎或介入治疗，盆腔血管结扎止血效果不如介入治疗，介入治疗是出血量在1 h内得到控制，治疗时间短，损伤较小，可保留子宫及生育功能，有良好的应用前景。

（4）出血危及产妇生命时，做子宫次全切除术或全子宫切除术，虽然止血效果肯定，但切除子宫后则永久丧失生育功能，而且会影响卵巢内分泌功能，对年轻妇女的生理、心理及家庭的和谐稳定均产生不良影响。

（5）近年来，对于严重的产后出血及凝血功能异常的出血，采用重组因子Ⅶa治疗效果显著，但是使用重组因子Ⅶa需要满足一定的条件，因此，只有在纠正先决条件后，使用重组因子Ⅶa，才可以使产妇获得最大的效益。

　　一旦遇到难治性产后出血，应避免慌乱，针对产后大出血的原因选择恰当的手术止血方式，忌立即做子宫切除术。争取积极抢救，联合多科室的协力支持，合理利用医院资源，为进一步的诊治争取时间。

第五节　产后心理障碍

　　产后心理障碍主要表现为心情压抑，焦虑，感情淡漠，悲伤，不愿与人交流，有的还会表现为对家庭缺乏信心，厌倦生活，反应迟钝，注意力难以集中，严重的可发展为思维障碍，迫害妄想甚至可能有自杀或伤害婴儿的倾向，这个时候家人就需要多安慰孕妇。产妇出现产后心理障碍可能就是在分娩之后妈妈们受到了一定的刺激或者是在生产之前有产前抑郁症，这时应引起家人的重视。

一、产后抑郁的概述

　　产后抑郁（postpartum depression，PPD）即产褥期抑郁，由Pitt在1968年最先提出，他认为在女性分娩生育以后，会出现一系列的生理及心理上的变化，与产前相比，女性社会角色会发生改变，在心理行为方面会出现诸如悲伤、容易哭泣落泪、焦虑、抑郁、容易激动及容易遇事烦躁等各种各样的异常体验。一般来说，产后抑郁的起病较为隐匿，不容易被家属发觉，多在女性产后2周内开始发生，在女性产后的4～6周时产后抑郁的症状较为明显。

　　一般于女性产后6个月左右产后抑郁的症状开始减轻或缓解，但是，有部分患者的产后抑郁症状可持续1～2年甚至更长，而且约有20%～30%的产后抑郁患者会在再次妊娠时出现复发。

　　孕期在胎盘生成的激素和神经内分泌的影响下，孕妇体内各系统发生一系列生理变化以适应胎儿生长发育和应对分娩，而产后随着身体各器官逐渐恢复至正常未孕状态，产妇的生理和心理均会发生急剧变化，加之哺乳、照顾和抚养新生儿等原因，故分娩后以及妊娠期都有可能出现睡眠和饮食习惯、性欲等多种改变，而这些改变容易与抑郁症状相混淆，所以围生期抑郁常常会被漏诊。而且因专业方向和医生能力的不同，多数产科医生在精神病学方面的学习和培训并不充分，缺乏对产后抑郁的识别和诊断能力，所以产后抑郁容易被漏诊，据报道，被确诊为产后抑郁的女性中，仅有不足20%的人曾向医护人员诉述过自己的抑郁症状。

世界各地产后抑郁的发病率普遍较高，国外为10%～15%。有关国内产后抑郁发病率的报道差异较大，范围为1.1%～52.1%不等。随着经济的发展以及社会文化水平的提高，我国产后抑郁的发生率也逐渐上升。

二、产后抑郁的临床表现

产后抑郁的临床表现类似一般的抑郁症状，常见临床症状及表现包括以下几种。

（1）发病初期多以情绪低落为主，具体可表现为时常自我感觉沮丧、心情特别压抑，对生活缺乏起码的信心，无法找到自己生活的意义。

（2）思维迟缓且自我评价过低，具体表现为，与之前相比，患者自己觉得自己的思考思维能力明显下降，思维速度明显变慢，语言、行动明显减少。

（3）患者常常感到自责、自卑甚至自暴自弃，遇事十分容易焦虑或者脾气暴躁，对周围的家属、朋友等充满敌意，无法与身边的人和谐相处。

（4）躯体不适症状也比较明显，患者主观上感觉精力明显不足，常常无精打采，对日常的生活起居都觉得力不从心，还会出现恶心头痛、健忘、失眠或嗜睡、饮食减少或增加等，另外，常会出现的泌乳减少会明显影响到患者自身的心理状态及孩子的正常进食营养等。

（5）严重时，患者会失去对生活的信心，感觉生活毫无意义，对外界警戒性过高，行为言语等充满攻击性，甚至会产生自伤、自杀、残害婴儿等一系列极端的行为。

三、产后抑郁的危害

产后抑郁会对产妇和子代的身心造成不同程度的不良影响。

（一）产后抑郁对产妇身心健康的影响

产后抑郁会对产妇的身心造成明显的不良影响，包括以下几种。

（1）在分娩过程中，随着产妇焦虑及抑郁的程度加重，第一产程和第二产程时间都是延长的，同时难产及产后出血的发生率上升。

（2）在经历孕育过程及分娩的创伤后，产妇身体大都虚弱，产后抑郁不利于孕产妇精力、体力恢复，孕产妇出现自伤、自杀行为，增加了孕产妇酒精和药物滥用的风险，导致患者的产后并发症或其他躯体疾病病情进一步恶化，有些则表现为长期不愈。孕产妇自杀死亡率超过了出血及高血压疾病导致的死亡率。

（3）产后抑郁还会影响婚姻家庭关系，给配偶带来不良影响，给整个家庭造成严重损害。

（4）妇女生产后比较虚弱，自身的精神心理、体力都需要很长时间来恢复，而产后抑郁的存在会使患者伴发诸如食欲改变、胸闷气短等一系列症状，这些不良因素会明显影响到产妇的产后恢复，可能造成产妇生活自理能力的丧失，影响其正常的工作和生活状态。

如果产后抑郁未被及时发现并治疗，随着产后抑郁症状的加重，产妇还会进一步出现性格改变、行为障碍等，从而无法与家人和谐相处，严重影响夫妻间、家庭、社会的和谐，甚至出现自杀或者伤害婴儿的行为，大大增加了所在家庭和社会的经济和心理精神负担。

（二）产后抑郁患者对婴儿以及孩子成长的影响

产后抑郁患者会对婴儿以及孩子成长造成不良影响，包括产后抑郁会明显影响子代的躯体发育及智力发育，还会对子代的情绪等心理精神状况产生严重的负面影响。

1. 产后抑郁患者对婴儿的影响

在身体发育方面，产后抑郁母亲所生的婴儿体重增加的水平低于正常母亲所生的婴儿。智能方面，母亲在孕期以及产褥期的抑郁症状，可能会造成婴儿出生早期的应激环境，进而影响婴儿机体的激素水平和智力发育，有人在对产后抑郁患者所生儿童成长轨迹的研究中发现，婴儿受到母亲抑郁情绪的影响，在出生早期就面临应激环境，体内的激素水平异常，智力无法正常发育。

2. 产后抑郁患者对孩子成长的影响

产后抑郁母亲所生的孩子大多会有不良情绪的反应，例如在儿童期会出现更为明显的攻击性和高度情绪化状况，而在青少年期则表现为容易烦躁不安，明显缺乏快乐体验，与正常母亲孕育的同龄人相比，产后抑郁症母亲所孕育的后代出现抑郁情绪的比例显著增高（约为20%～41%），并且出现抑郁的年龄更早，症状持续的时间更长。有研究显示，患有产后抑郁的母亲在子女养育过程中的消极和负面的互动方式将会使其子女在日常生活中习得母亲的抑郁型认知、行为和情绪。这些不同成长阶段中出现的异常心理和行为，尤其是在儿童期的高度情绪化和较强的攻击性，会对孩子以后的成长产生不良影响，再加上产后抑郁的母亲与孩子交流较少导致的难以管理，在使得孩子在成长过程中出现某些心理功能和社会化能力的明显欠缺或发育延迟。

所以，随着社会大众对产后抑郁的越来越多的关注，相关专业人员对于产后抑郁也进行了越来越多的专业研究和探索，而对于产后抑郁的发病机制及影响因素的研究，有助于早期预防及治疗患者，以减轻对患者及其子代、家庭的伤害，这具有非常重要的实践意义。

四、产后抑郁的相关因素研究

初次分娩和拥有独生子女的产妇更容易出现产后抑郁。同时，分娩疼痛可使产妇体内的皮质醇、肾上腺素、儿茶酚胺等激素水平出现急速上升，产妇容易出现敏感、焦虑、恐惧等不良心理状态，从而导致产后抑郁的出现。目前，有临床研究结果显示，针对产妇在分娩过程中应用各种分娩镇痛方式，可有效缓解产妇的不良情绪，预防产后抑郁的出现。

造成产妇出现产后抑郁的原因是复杂、多样的，分娩镇痛的应用只是其中的因素之一，随着时代的进步，以及经济状况的明显改善，分娩镇痛的应用不再是新方式、新技术，而作为一种常规选择方式，产妇可以根据自己的实际状况来自行选择是否采用分娩镇痛，在一定程度上减少了分娩疼痛对于自身的身心冲击，从而大大减少了分娩疼痛对于产后影响的影响。

就目前研究来看，产后抑郁的发病机制尚未明确，国内外大量的研究显示，很多生物学因素和社会心理因素可以综合性地影响产后抑郁，主要包括以下几种。

（1）生物学因素：包括遗传因素、神经内分泌因素（例如性激素水平、甲状腺激素水平、催乳素水平、皮质醇激素水平、单胺类递质与孤啡肽水平、机体免疫功能紊乱等）。

（2）人口学因素：包括产妇年龄、教育程度、职业、户籍、家庭收入、居住条件等。

（3）社会心理因素：包括人格特征、社会支持、产妇产前的情绪及心理状态、生活事件、产妇自身及围生期因素、新生儿因素等。

在现有研究中，主要是针对某种单一心理因素对于产后抑郁的影响进行相关的研究，尚缺乏整体心理状况对于产后抑郁的影响，另外，针对目前社会新出现的一些现象和问题，例如新型分娩技术的开展、由于二胎政策放开、性观念改变等造成的孕育次数增加等，其对于产后抑郁的影响在目前的现有研究中还未有涉及，也就是我们进行目前研究的重点所在。

（一）生物学因素

1. 遗传因素

遗传因素是导致产后抑郁发病的潜在因素，有精神类疾病家族史者，特别是有家族性抑郁史的女性，产后抑郁的发生率比无家族史者高，且血缘关系越近，其患病率越高；既往有抑郁症病史的产妇，产后抑郁发生率高于无病史者，且再次怀孕后复发率更高。此外，有关基因多态性方面的遗传因素，推测与产后抑郁症相关的易感基因可能有5-羟色胺受体基因、5-羟色胺转运体基因以及雌激素受体基因等。在关于产后抑郁相关影响因素的研究中发现，同卵双胞胎比异卵双胞胎患病率高，推测产后抑郁在有家族抑郁史的产妇中患病率较高的原因可能是家庭遗传影响了产妇对抑郁症的易感性。

2. 神经内分泌因素

有研究表明，产后激素的分泌水平的改变，特别是性激素水平的急剧变化，是导致产后抑郁发病的重要原因。引起这种变化主的主要激素包括雌激素、孕激素、催乳素、甲状腺激素以及类固醇皮质激素等。

（1）性激素水平

妊娠期间体内雄激素、孕激素水平较非孕期大幅上升，分娩后孕激素水平会突然下降，这可能导致 γ-氨基丁酸A型（GABA-A）受体或 γ-氨基丁酸（GABA）能神经元功能的改变。

雄激素通过直接作用或者递质调节而具有许多种神经调节的功能，可以调节5-羟色胺，通过增加5-羟色胺能的受体数量，促进神经递质的转运以及吸收等发挥抗抑郁的作用。通过建立抑郁症大鼠模型，测量其大脑中5-羟色胺受体的表达发现，与情感、认知和记忆有关的脑区中5-羟色胺受体1高度表达，5-羟色胺受体2低度表达，给这些抑郁症大鼠注射雌二醇以后，两种受体的表达情况交换，说明雌二醇对5-羟色胺受体基因具有调节作用，也间接表达了雌激素与抑郁症的发生具有相关性。妊娠期间，女性血液中雌激素及孕激素水平逐步升高，妊娠晚期达到最高值，而产后雌激素水平急剧下降。对256例产后妇女通过放射免疫法测定体内雌激素水平，结果显示，抑郁组雌激素水平明显低于正常组，雄激素可以降低机体多巴胺受体活性，产后雌激素水平的急剧下降导致脑内多巴胺敏感性增加，多巴胺mRNA转运蛋白增加，从而引发产妇的抑郁情绪和心境障碍。

孕激素同样具有多种神经递质调节功能，妇女怀孕期间体内孕激素的释放较少，但是整体水平逐渐升高，分娩前达到峰值，大约10倍于正常月经周期中最大值，在分娩后的几天之内会恢复正常水平。对大鼠进行动物实验发现，大鼠体内孕激素水平如果突然降低，就会导致GABA-A受体对苯二氮䓬类药物的敏感性降低，而这会抑制GABA的表观活性或者促进GABA-A受体α4亚单位产生，出现抑制性神经调节减少，导致脑内多巴胺的超敏状态，引发抑郁症状。

（2）甲状腺激素水平

产妇中甲状腺功能存在异常者远多于正常人群，甲状腺功能亢进或者减退都会出现一些精神症状，甲状腺功能亢进者常常出现烦躁、焦虑、坐立不安以及认知缺乏等症状，而甲状腺功能减退者则会有注意力不集中、记忆力减退、抑郁等等症状。在孕期，甲状腺的功能受多种因素共同影响，产后血清中甲状腺素和促甲状腺素的水平变化很大。孕期人绒毛膜促性腺激素（hCG）产生过多及碘相对缺乏会对甲状腺功能产生影响。其中，hCG具有类促甲状腺激素（TSH）作用，抑制TSH的分泌，同时，hCG刺激甲状腺解剖上的增大。

（3）催乳素水平

通过对35例产后抑郁患者在产后5 d及42 d的血清催乳素水平测定，发现产后抑郁患者产后5 d、42 d的催乳素水平高于对照组，且产后42 d哺乳的产妇比未哺乳者发病率要高，这可能是因为未哺乳会使血清中催乳素水平很快下降到未孕时水平，而哺乳妇女可在很长时间内维持血清催乳素的高水平，故其也认为产后催乳素水平的急剧升高可能与产后抑郁的发生有关。

（4）皮质醇激素水平

产妇分娩后下丘脑-垂体-肾上腺轴功能亢进，从而促进促肾上腺皮质激素释放激素分泌增加，进而导致血液中皮质醇激素浓度增高。血清皮质醇水平的增加可以激活糖皮质激素受体调节基因的转录，并且降低去甲肾上腺素受体以及5-羟色胺受体的敏感性，进而使患者出现情绪低下等抑郁症状。

（5）单胺类递质与孤啡肽水平

单胺类神经递质[包括5-羟色胺（5-HT）及多巴胺（DA）]的合成、释放和代谢障碍可导致抑郁症发病。孤啡肽是广泛分布在中枢神经系统及外周多种组织内的一种17肽，它通过多种机制参与机体的调节，它既具有神经递质效用，也具有一般活性肽的作用，可抑制5-HT及DA等神经递质的释放和转运。有研究显示，孤啡肽浓度与产妇产后抑郁的程度呈显著正相关，与5-HT及DA的浓度呈显著负相关，这表明血液孤啡肽的浓度越高、5-HT及DA浓度越低，产后抑郁程度越重。对产后抑郁相关因素进行Meta分析发现，产后抑郁组患者在生产后7 d内血液孤啡肽浓度明显高于对照组，说明血液的孤啡肽水平与产后抑郁之间存在一定的联系。应用放射免疫法对17例产后抑郁组产妇以及25例非抑郁产妇静脉血中的孤啡肽含量进行测定，发现两组产妇的静脉血孤啡肽浓度与爱丁堡产后抑郁量表总分（EPDS评分）具有显著的正相关性，但是与5-羟色胺、多巴胺水平却呈显著负相关，血液孤啡肽水平越高，EPDS评分就越高，而5-羟色胺和多巴胺的水平就越低，说明可能是孤啡肽水平升高抑制了5-羟色胺和多巴胺，从而导致产后抑郁症发生。

（6）机体免疫功能紊乱

有研究显示，产后抑郁患者血清中γ-干扰素/白介素-10比值及γ-干扰素水平在产后4～6周显著下降，而且Th1/Th2细胞比例失衡。

（二）人口学因素

国内外研究结果显示，产后抑郁的发生与产妇年龄、教育程度、职业、户籍、家庭收入、居住条件等多种人口学因素有关。

年龄过低或者过高都可促进产后抑郁的发生，年龄偏小的产妇无分娩经验，缺乏有关孕期保健的知识，从而增加产后抑郁的易感性；而高龄产妇身体状态较差，且妊娠期易出现并发症，同样增加产后抑郁易感性。

通过对长沙市三所医院的430例住院分娩产妇发放一般情况以及EPDS量表进行研究，结果显示，产后抑郁组患者与非抑郁组在受教育程度和产妇职业的差异具有统计学意义。在受教育程度方面：本科及以上学历的产妇中产后抑郁筛查阳性率为12.9%，大专中筛查阳性率为30.7%，中学及以下中筛查阳性率为35.3%，差异具有统计学意义，学历低的妇女发生产后抑郁的概率比学历高者大，原因可能是：①随着时代的进步与文明程度的提高，女性受教育程度的整体平均水平得到了明显的提高，对于新信息、新知识的接受能力也有了显著增强，这一变化可以使产妇能够更好地接受医护人员、亲朋好友等外界信息来源，这样就在一定程度上消除了由于自身的知识缺乏而造成的认知偏差，从而在一定程度上降低了产后抑郁发生的可能；②众所周知，学历较低的产妇由于自身知识的缺乏，容易对自身的产后恢复过程中出现的问题产生不必要的误解，容易出现产后抑郁，而那些学历较高的产妇虽然知识储备较多，社会地位及经济状况相对较好，但这种相对优越的工作和生活状态，有可能会使这类产妇变得"患得患失"，尤其是面对产后出现的种种正常情况，例如潜在工作机会的丧失、家庭角色的转换、育儿责任的增加、自身身材的改变等，当她们无法及时应对、解决这些问题时，就容易产生一些抑郁、焦虑、恐惧、回避等不良心理状态，从而容易导致产后抑郁的出现。在产妇职业方面：教师、医生以及干部产后抑郁筛查阳性率为14.8%，职员、工人产后抑郁筛查阳性率为19.4%，无职业的产妇中为34.6%。胡绣华等通过对上海市982例产妇的研究发现，妇女产后抑郁的发生与产妇文化程度有关，文化程度越低，产后抑郁越多。无职业产妇多为下岗工人或者家庭妇女，她们是心理亚健康的高危人群，无有效经济来源且交际较简单，生活单调，不能与外界的信息快速、有效地交流，从而更容易出现产后抑郁。相反，职业妇女心理上更独立、优越，既认识到自我价值又实现了社交需求，因而心理健康程度较高，不易出现产后抑郁。

采用EPDS量表和DSM-Ⅵ诊断问卷对天津市860例产妇的调查研究发现，产妇是否对居住条件满意影响产后抑郁的发生，对居住条件满意的产妇产后抑郁发生率较对居住条件不满意的产妇发生产后抑郁的概率较低，可能是因为满意的居住条件环境较好，而宽敞、明亮、安静、整洁的居住环境更能给产妇带来愉悦感，从而对身心健康有益，相反，简陋、窄小、喧闹、杂乱的居住环境长期给产妇造成压抑，容易诱发产后抑郁。

（三）社会心理因素

在从怀孕到生产至产褥期的整个围生过程中，孕产妇一直处于强烈而持久的应激状态，这种长期的应激会对其心理产生影响。

1. 人格特征

通过艾森克人格问卷（EPQ）从E（内外向）、N（神经质）、P（精神质）、L（掩饰）四个维度对232例产后抑郁患者与1 060例非抑郁产妇进行调查发现，抑郁组患者与非抑郁组患者在E维度、N维度以及L维度的评分有显著差异，产后抑郁患者的人格特征为性格内向、高神经质、高精神质，表现为性格内向、情绪不稳定、过分敏感、以自我为中心等。有高神经质、高精神质特征的产妇分娩后更容易患产后抑郁症，分析其原因，可能个性太敏感、心理耐受差的产妇更易受外界影响，情绪容易波动，而其自身的性格特点不利于社交，难以与人相处融洽，当面对一系列问题，如转换为母亲角色、对分娩恐惧等容易产生精神紧张、担忧等压抑的情绪，无法通过向周围人诉说及时排解而产生产后抑郁。对广州市320例初产妇的研究也得到了类似的结果，产后抑郁与神经质、精神质存在正相关关系，与内外向、掩饰性之间存在负相关关系，且神经质显著影响产后抑郁，产后抑郁患者分娩前焦虑情绪明显高于正常产妇。这一研究还发现，不同人格特征可以影响不同个体对睡眠的主观感受，高神经质的产妇对睡眠质量主观感觉较差，而性格外向的产妇自我感觉睡眠良好，表明产后睡眠不足可以作为产后抑郁的诱发因素，主观感觉睡眠质量差的产妇心理应激强度较高，更容易产生抑郁。

2. 社会支持

在对武汉市479例产妇发生产后抑郁的危险因素的调查中指出，产妇的社会支持指的是产妇所处的社会环境给其提供的帮助、保护和支持，常常指代社会关系给产妇提供的情感交流、心灵关怀、信息沟通以及实际帮助等。良好的社会支持有助于产妇缓解压力、减轻负担，相反，缺乏社会支持会导致产妇出现心理损害，更易患产后抑郁。

通过对350例产妇在产后6周的抑郁情况分析发现，家庭是产妇社会支持的主要来源，家庭成员尤其是配偶对产妇的支持尤为重要，妊娠分娩期间产妇较为脆弱，丈夫、婆婆以及其他家庭成员对产妇的关心和支持不但有助于对产妇形成正向的心理引导，而且能缓解产妇的紧张情绪，减轻分娩压力，更好地休息，保持情绪良好。通过对463例产后35~60 d的妇女调查分析发现，产后抑郁的最大危险因素是夫妻关系不融洽，妇女妊娠分娩期间身心都较脆弱，因而更加需要家庭给予其身体上的照顾和心理上的关怀。通过对母亲感知的随机对照试验对产后抑郁的同伴支持进行研究发现，产妇在产后获得配偶、父母以及同事的支持尤其是丈夫的理解和支持，能够有效预防产后抑郁的发生。如果产妇生产后无法及时适应"母亲"与"妻子"两种角色，且非常需要丈夫的关心和体谅，而丈夫常常因工作繁忙忽略对妻子的照顾，甚至因工作等原因夫妻分离，从而忽略妻子在情感上的需求，无法理解妻子甚至产生抱怨情绪，容易激化夫妻之间的矛盾，加上婆媳关系差，对产妇关心较少、相处不友好等会增加产妇的心理负担，容易诱发产后抑郁。

此外，在关于产后抑郁问题的研究中也发现，社区护理的居家护理不完善，无法从医院获得足够的信息以及产妇在育儿方面的知识缺乏等也容易造成产后抑郁，完善的社区护理和医院合理的产前教育有助于产妇了解孕期知识以及可能出现的问题并有心理准备，而居家护理不完善容易造成产妇心情焦虑，担心出现问题没有充分的保障，而无法从医院获得足够的信息造成了分娩知识的缺乏，从而更易出现焦虑不安等情绪，容易造成产后抑郁。

3. 产妇产前的情绪及心理状态

孕产期抑郁是产后抑郁的危险因子，两者之间有着密不可分的联系。对304例进行产前检查的足月单胎产妇，应用焦虑自评量表（SAS）对产妇的心理状态进行研究，结果显示，产前焦虑孕妇和产前无焦虑孕妇发生产后抑郁的概率有明显差异，产前有焦虑的孕妇发生产后抑郁的概率明显高于无产前焦虑者；产前存在抑郁症的女性与产前无抑郁症的女性比较，产后抑郁的发病率也有显著差异，产前即抑郁的孕妇发生产后抑郁的概率明显高于产前无抑郁者，而且症状严重者更易出现产后焦虑。对产后抑郁的产前高危因素进行研究也证实产妇既往有抑郁、焦虑情绪的产妇产后抑郁的发生率比既往无抑郁、焦虑情绪的产妇发生产后抑郁的概率高，说明孕妇产前的抑郁和焦虑等不良情绪会对产后抑郁的发生具有一定影响。

产妇的心理状态是产后抑郁的预测因子，产妇对角色转变、生产后的调养、工作状态以及经济问题具有充分的心理准备可降低产后抑郁的发生；而产妇有产前焦虑或者抑郁、对生产未做好思想准备、不能适应转换为母亲这一角色，或者无法及时适应生产后的工作状态以及经济问题时易出现产后抑郁。产妇未做好心理准备时，尤其是术前精神高度紧张、焦虑或担心等，更容易出现产后抑郁，可见产前做好充分的心理准备能够有效减少产后抑郁的发生。

4. 生活事件

生活事件包括积极性质和消极性质两种，都会对产妇造成一定的刺激。应用生活事件评定量表（LES）对广州市627例住院分娩产妇进行调查发现，产后抑郁患者的负性生活事件刺激量得分明显高于非抑郁产妇，且差异具有统计学意义，而正性生活事件刺激量得分在两组之间无显著差异，这说明负性生活事件对产后抑郁的发生具有一定影响，可能与妇女在孕期和产后情感脆弱、依赖性变强，对生活事件的敏感性比平时高有关。负性生活事件更容易影响产妇的情绪，且能够强化负性情绪，形成恶性循环，从而容易引发抑郁，减少产妇产后的负性生活事件对降低产后抑郁有一定作用。

5. 产妇自身及围生期等因素

分娩方式、初产妇、未婚产妇、过期产以及产时并发症是产后抑郁的独立预测因子。对18项有关产后抑郁影响因素的研究发现，剖宫产分娩的产妇产后抑郁的发生率是顺产产妇的2倍，而且紧急剖宫产发生产后抑郁的概率更高。在紧急情况下，如难产、滞产或者胎儿宫内窘迫时进行剖宫产，产妇无充分的心理准备，产生恐惧，易失去心理平衡，加之疏忽伤口的疼痛以及术后并发症等，从而诱发产后抑郁。

第一产程延长是产后抑郁的高危因素，产妇由于分娩带来的疼痛和不适而产生紧张、恐惧情绪，若第一产程延长，产妇体力消耗比平时增加，容易失去自然分娩的信心，同时第一产程延长可能导致难产，加重产妇的痛苦，从而诱发产后抑郁。对128例初产妇产后抑郁的发生率以及影响因素进行分析发现，初产妇产后抑郁发生率为37.5%，明显高于国内外平均水平，可能是由于初产妇未正确认知母亲这一角色，缺乏分娩相关的知识，分娩前未接受充足的产前教育，也没有充分准备育婴的心理，所以紧张、焦虑、恐惧情绪较多，更易出现产后抑郁。另外，意外妊娠的初产妇更易发生产后抑郁，可能是因为其对怀孕或者新生儿都无准备，在经济状况或者夫妻感情不利的情况下意外妊娠，使得怀孕期间高度紧张，情绪容易波动，同时妊娠打乱了其人生规划，给产妇造成巨大的身心损伤，从而极易出现产后抑郁。妊娠期间合并心脏病、子痫前期等的产妇产后抑郁发生率较高，可能是因为疾病不仅对产妇的身体健康造成损害，而且容易带来较大的精神压力，一部分孕妇会因为病情严重影响胎儿生长发育而无法继续妊娠，给孕妇造成沉重的打击，无法接受现实，易于产生抑郁。

6.新生儿因素

新生儿的性别和产后抑郁的发生有明显的相关性。新生儿为女性更容易出现产后抑郁，虽然当今社会"重男轻女"的观念有所改善，但是在少数家庭中依旧存在，生女儿的产妇受到家人的冷淡对待，家庭地位降低，比生男孩的产妇更容易出现悲伤、难过、情绪低落，因而更容易发展为产后抑郁。

婴儿生长发育情况对产后抑郁有一定影响，其中，新生儿畸形是产后抑郁的高危因素。产妇经历分娩的痛苦后产出畸形儿，打击沉重，不愿面对现实，常常哭泣、自责，这种状态持续极易诱发产后抑郁。早产可能是产后抑郁的高危因素，早产儿常常要母婴分离，无法进行母乳喂养，产妇因担心早产儿的生长发育而悲伤、难过或者自责，容易导致抑郁产生。同时，有研究发现，极低体重新生儿也与产后抑郁具有一定的相关性。

五、产后抑郁的治疗

产后抑郁是可以治疗的产后并发症。妊娠期内抑郁未经治疗者罹患产后抑郁的风险为产前无抑郁症状者的7倍以上，因此，治疗产前抑郁对于预防产后抑郁具有重要意义。一项小规模观察性研究中，78名受试者在孕早期（妊娠前3个月）被诊断为抑郁，其中一部分患者接受了药物或心理治疗，还有一些患者未接受治疗。结果显示，前一组患者罹患产后抑郁的比例为0，而后一组则高达92%，这就说明无论是药物治疗还是心理治疗，对产后抑郁都是有一定治疗效果的。

产后抑郁的治疗选择应视患者症状严重程度及其功能状态而定。对于轻中度抑郁患者，即症状不严重、没有狂躁、自杀、伤害他人等情况时，推荐采用正式的心理治疗，大部分为限定时间的结构化心理治疗，如认知行为治疗和人际心理治疗。认知行为治疗或人际心理治疗的缓解率显著高于常规治疗，且两种心理方法治疗效果相当。

若单独使用心理治疗未能缓解，则在症状严重时可推荐抗抑郁药物治疗。临床上较常用的有舍曲林、氟西汀、西酞普兰等，使用这几种药物哺乳时进入乳汁的量很少，有研究显示，对新生儿几乎无不良反应。

第五章　妇科疾病患者的护理

女性生殖系统的疾病即为妇科疾病，包括外阴疾病、阴道疾病、子宫疾病、输卵管疾病、卵巢疾病等（见图5-1）。妇科疾病是女性常见病、多发病。但由于许多人对妇科疾病缺乏应有的认识，缺乏对身体的保健，加之各种不良生活习惯等，使生理健康每况愈下，导致一些女性疾病缠身，且久治不愈，给正常的生活、工作带来极大的不便。加强对妇科疾病患者的护理显得尤为重要。

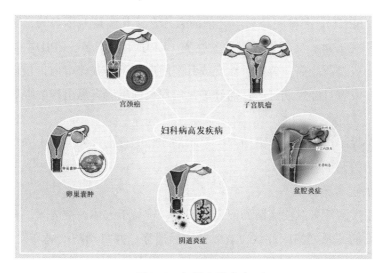

图5-1　妇科高发疾病

第一节　女性生殖系统炎症患者的护理

一、盆腔炎患者的护理

盆腔炎是妇科临床上的常见病、多发病，随着女性生活和工作压力的增加，盆腔炎的发病率逐年递增，对广大女性患者的身心健康、生活质量均造成了不同程度的影响。

（一）慢性盆腔炎性疾病患者的治疗与护理

慢性盆腔炎（chronic pelvic inflammatory disease，CPID）的临床症状主要为腹部或腰骶部胀痛、白带量多及月经期间腹痛等，甚则出现慢性盆腔痛、月经不调、宫外孕、不孕等严重疾病。该病属沉疴痼疾，且极易复发。在所有妇科炎症中，其发病率约占35%。在我国，CPID的患病率约为3.92%，且调查结果显示，农村地区的发病率更高。CPID患者在身体、心理和社会等方面的生存质量明显低于普通人群。CPID已成为现代女性健康的新挑战，积极治疗该病对提高患者的生存质量非常重要。

慢性盆腔炎近年被更改为盆腔炎后遗症（sequelae of pelvic inflammatory disease，SPID）。名称更替后与之前的名称含义其实是差不多的，所以这里引用的相关书籍、文献仍以慢性盆腔炎（CPID）为病名。CPID主要表现为下腹坠痛或腰骶胀痛，劳累、性交或月经前后加重，或伴有白带量增多、月经量增多或者月经经期延迟、痛经等，病程长的患者容易出现失眠等神经衰弱症状。

西医除了抗生素抗感染治疗、手术治疗和综合治疗外，也十分重视患者不良情绪的调节。

1. 抗生素治疗

抗生素治疗可以使病菌的侵袭力下降，较易于人体内被清除，改善由致病菌引发的一系列临床症状，有效预防后遗症，并可预防疾病突发的情况。在临床实践中，抗生素是CPID患者出现典型症状时的首选药物。应用抗生素治疗CPID的原则包括经验性、针对性并且遵循广谱、联合、及时、足量、充分的原则，遵循该原则更容易获得期待的疗效。

2. 物理治疗

物理治疗主要是利用温度、电反馈和其他刺激方式等，来改善局部血液循环，使炎性组织获取足够的血氧成分，从而使相关的免疫学反应正常运行，达到治病的目的。其主要包含激光、超短波、微波、电离子透入和石蜡等疗法。但如果体温在37.5℃以上或患有生殖器结核病，则不宜采用该疗法。

3. 手术治疗

针对那些因感染引起的具有急性且反复发作的炎症或严重的盆腔疼痛而不能进行有效综合治疗的病患，理应进行手术治疗。手术的范围和方法取决于患者的年龄、疾病的严重程度及对生育的需要。对于年轻女性，应尽可能地为她们保留卵巢功能。若病情没有特别严重可选择腹腔镜手术，此种手术方式特别适合盆腔炎性不孕患者，但粘连情况格外严峻的患者最好不考虑选用，该方法的优点是创伤小且恢复时间短。如果患者出现严重的盆腔粘连或其他腹腔镜检查难以完成的状况，就可实行开腹手术。可以说，手术治疗对CPID的治疗和预后发挥了重要作用。

4. 心理治疗

据报道，CPID患者发生心理障碍的可能性超过40%，并且该数据还在不断上升中。因此，有必要对CPID患者进行一定的心理疏导，以帮助他们消化掉自身的不良情绪，增强其战胜病痛的信心。有针对性地对患者进行心理治疗后，有利于其疾病好转，使其心情也相对更愉悦放松。因此，在积极予以药物治疗的同时，再采取因人而异的心理治疗可利于本病的治疗。

5. 西医综合疗法

在临床实践中已经发现，单一疗法有时不是很奏效，需要结合多种方法来进行治疗。如阴道侧穹隆封闭疗法结合盆腔炎治疗仪，使药物在盆腔内充分吸收转化，此法容易掌握且疗效安全靠谱，易被患者接受；术后不间断地使用抗生素治疗可使临床疗效提高。

（二）盆腔炎性疾病住院患者的健康教育护理干预

由于多数患者对于疾病相关知识和治疗必要性的了解少，住院治疗期间往往出现依从性差、配合度低等问题，影响治疗工作的顺利开展中。因此，在患者住院期间仍需要加强护理干预。

一般情况下，对于女性盆腔炎性疾病住院患者进行常规护理：由护理人员指导患者遵医嘱口服抗菌药物，同时指导患者进食清淡、易消化和高蛋白质食物，为机体提供营养；为患者提供舒适的住院和治疗环境，保持病房内温度与湿度适宜，叮嘱患者注意个人卫生。

这里所说的加强护理干预，就是在常规护理的基础上加强健康教育护理干预。常规护理方法同前；健康教育护理干预的具体方法如下。

1.疾病知识方面指导

采用幻灯片、专家讲座等方式，向患者介绍盆腔炎的发生过程和相关机制，全面地描述盆腔炎的治疗方法和治疗期间的注意事项等，以增强患者对疾病的认知度，让患者意识到及时治疗的重要性和必要性。

2.行为方面指导

向患者介绍饮酒、熬夜、暴饮暴食和吸烟等行为对疾病的不良影响和对身体造成的危害，使患者逐渐养成健康的行为习惯，避免出院后复发。指导患者做腹肌训练、臂髋配合、抬足跟收肛、屈腿压腹、抬身收肛和分膝，每个动作重复3~5次。

3.饮食方面指导

饮食以清热利湿类食物为主，对于湿热瘀结患者，指导患者食用苦瓜、冬瓜等食物；对于气滞血瘀患者，指导患者食用乌梅、柠檬等疏肝行气食物；对于寒湿瘀滞患者，指导患者食用桃仁、荔枝等驱寒除湿食物；对于肾虚血瘀患者，指导其食用黑豆、玫瑰花等补肾化痰食物；对于气虚血瘀患者，指导其食用山药、桃仁等益气健脾化痰食物。

4.心理方面护理

评估患者的情绪严重程度，鼓励患者说出内心的顾虑，给予患者安慰和鼓励，叮嘱家属多抽出时间陪伴患者，让患者获得家庭支持。

二、阴道炎患者的护理

阴道炎是妇科疾患中常见病、多发病，是由各类病原体感染所引发的阴道黏膜及黏膜下结缔组织的炎症。

（一）单纯性念珠菌性阴道炎患者的治疗与护理

临床中发现阴道炎在妇科门诊中的检出率为30.18%，念珠菌性阴道炎所占比例最高，检出率高达15.65%。外阴阴道假丝酵母菌病（vulvovaginal candidasis，VVC）曾被称为霉菌性阴道炎。外阴阴道念珠菌病等是由假丝酵母菌引起的机会性黏膜感染疾病，是女性阴道感染中最常见的疾病之一。单纯性VVC是指正常非孕宿主发生的散发，由白假丝酵母菌所致的轻或中度VVC，主要表现为白色豆渣样分泌物及外阴瘙痒、灼痛。尽管在很多女性接受自我治疗的情况下，VVC的确切发病率难以确定，但在所有育龄妇女中，约有四分之三的女性至少经历过一次VVC，40%的病例会再次发作。30~40岁年龄段之间检出率占比最高，约为21.17%，并且秋季的检出率明显高于其他季节。

念珠菌（包括白色念珠菌）属于隐球酵母科，属于条件致病菌，栖息在胃肠道和泌尿生殖道中，在阴道以共生生物体的形式存在，对维持阴道菌群的生态平衡及在阴道自净过程中具有积极的作用。

阴道微生态平衡依赖正常菌群间的相互影响、制约和相互依赖。当受到自身或外部环境的影响，阴道内正常菌群之间的生态平衡就会遭到破坏，特别是破坏了乳酸杆菌对阴道的保护作用，阴道对病原菌的抵抗力降低，阴道菌群比例失调，念珠菌大量增殖引起宿主感染，出现炎性临床症状。

念珠菌性阴道炎的发病机制较为复杂，主要与芽-丝过渡、黏附蛋白、pH调节和感应能力有关。

（1）在阴道内的微环境发生改变时，如机体免疫力下降、滥用抗生素，假丝酵母菌在黏附于阴道黏膜上皮细胞后，出芽生殖的孢子形成菌丝并分泌胞外水解酶，调节细胞的形态变化、菌丝和毒力相关的基因表达，损害宿主免疫反应。

（2）念珠菌表达一系列特异性的黏附蛋白，使白色念珠菌在上皮细胞上的黏附数量明显增多，利用内吞作用和主动侵袭作用入侵宿主细胞，增加念珠菌的致病性。

（3）白色念珠菌对其周围环境进行碱化，进而促使菌丝形成。

VVC的危险因素多种多样，涉及年龄、卫生习惯、疾病史和其他方面，抗生素的广泛应用、长期口服避孕药和激素、免疫抑制剂、妊娠糖尿病、宫内节育器、杀精剂和避孕套、频繁的性交、潮湿的天气、不良的卫生习惯和性行为习惯及女性卫生用品的不正确使用都可增加VVC的发病率。

研究显示，阴道炎虽是小病，但症状易反复发生，影响广大女性的健康。

（1）治疗以局部用药为主。用2%~4%碳酸氢钠液冲洗阴道，以改变阴道环境。克霉唑栓剂或片剂，每晚1次，每次1粒或1片；或达克宁（硝酸咪康唑）栓剂，每晚1粒；或制霉菌素栓剂，每晚1次，每次1粒或1片塞入阴道，连用7 d。

（2）做好健康教育。糖尿病患者、长期用抗生素者及雌激素者要注意预防此病的发生，指导个人外阴卫生及用品消毒，指导局部用药的方法。如反复发作须反复治疗。

研究表明，近年来，随着抗生素等的广泛应用，抗真菌药物的耐药率逐渐上升，VCC的病原菌谱也发生了改变，光滑念珠菌、热带念珠菌、近平滑念珠菌等非白色念珠菌感染率逐年上升。对此一定要引起重视，注意做好预防，例如，注意外阴的清洁，勤换内裤，外阴用盆、毛巾和内裤要定期煮沸消毒。

（二）萎缩性阴道炎患者的治疗与护理

萎缩性阴道炎（atrophic vaginitis，AV），在未了解其发病机制前，因该病常发生在高龄女性中，故又称老年性阴道炎（senile vaginitis，SV）。以外阴瘙痒、灼热不适，阴道分泌物异常为主要症状，有时可伴有性交痛或排尿不适等。随着医学界对该病机制的深入探索，发现除围绝经期和自然绝经后，此病还可见于卵巢功能生理性消失时，如产后闭经的孕龄期；或医源性导致卵巢功能降低时，如手术或药物绝经与接受药物假绝经的治疗者也易罹患此病。因为其临床表现多与生殖系统和泌尿系统相关联，诊断时易与绝经期泌尿生殖系统综合征（GSM）混淆，两种疾病的临床表现虽然有重合，但是不同疾病的患者在主诉症状、体征、临床指标侧重点上不同。

萎缩性阴道炎是自然绝经或人工绝经后的女性常见疾病。临床症状多表现在生殖泌尿器官上，尤其是以干涩、瘙痒和灼热，阴道分泌药物异常等的阴部生殖器官症状最为明显。有时可伴有性交痛或同房后阴道出血的症状，部分患者有尿频、尿急的泌尿系统疾病。

萎缩性阴道炎的症状不典型，易与滴虫、假丝酵母菌等致病菌导致的阴道炎症状相混淆。故需探究该病的发病机制，寻找有效的治疗方法。

目前认为，本病的关键因素是雌激素水平降低和阴道微生态平衡失调，临床医生根据AV的病因病机，治疗本病时一方面重在提高体内雌激素，加强阴道抵抗力，另一方面在于遏制有害病原体，应用合理的抗生素。

然而，由于人们对抗生素和激素缺乏正确认识，存在滥用抗生素和抵制激素的社会现象，以至于未能正确合理使用治疗药物，故在该病的治疗上产生了较多的不良反应，且复发率高。

随着世界医疗水平的发展和人类寿命的不断延长，女性绝经期所占寿命比例逐渐上升，AV的发病率也在每年创新高，生理的不适与心理的痛苦造成双重危害，以上因素使人们对AV的关注与研究也越来越多。

1. 西医治疗

目前，西医临床药物治疗萎缩性阴道炎主要有雌激素和抗生素，或联合使用微生物制剂改善阴道菌群结构。多采用甲硝唑单联、甲硝唑＋雌激素的二联及甲硝唑＋乳酸杆菌＋雌激素三联的联合用药方式。其中，应用二联治疗的实验研究和临床报道最常见，也有采用甲硝唑＋乳酸杆菌＋雌三醇三联的用药方案治疗AV，疗效显著。

（1）对于抗生素的应用。为减少滥用抗生素药物，避免病原体产生耐药性，医学界正在积极寻找联合、高效及合理的治疗萎缩性阴道炎的抗生素的用药方式。通过分析老年性阴道炎患者病原菌分布特点并对其进行药敏分析，可以发现在SV患者中有多种致病微生物，其中以革兰阳性菌为主，因此，治疗上从致病菌耐药性角度而言，万古霉素、替考拉宁和利奈唑胺的效果较好。有研究人员治疗100例老年性阴道炎，对照组用乳酸液冲洗阴道和外阴，然后放置甲硝唑阴道泡腾片；观察组则是在进行致病微生物检验后，根据耐药性选抗菌药。治疗后和3次随访中均发现，采用不同抗菌药的组别疗效较高。根据国内流行病学数据研究，AV在混合性阴道炎发生中占有很大比例。基于致病菌耐药性合理选择应用抗生素，尤其在与AV相关的混合性阴道炎的治疗中有重要临床指导意义。

（2）对于雌激素的应用。科学实验和临床应用疗效都已证实使用雌激素可以有效改善AV患者的症状，但雌激素使用不当，会增加女性罹患恶性肿瘤的风险，带来诸多不良反应。为高效合理地运用雌激素，减少激素的不良反应，医学家正在积极探索激素的用药方式和安全的有效剂量。目前，多采用局部用药方式，尤其在中重度AV的绝经后妇女中。有研究发现，与口服低剂量结合雌激素相比，阴道给药后和雌酮的稳态血浆浓度较低且多处于绝经后正常参考范围内或略高于正常参考范围。此外，有学者分析雌激素治疗AV时对阴道微生物群落的影响，发现雌激素能抑制由奇异菌诱导的固有免疫反应，减少炎症的发生。

（3）乳酸杆菌生物制剂的使用。目前，生物制剂主要成分为乳酸杆菌，它能增加阴道优势菌种，改善阴道微生物结构。有研究人员对68例AV患者进行治疗，对照组甲硝唑阴道纳药，观察组乳酸菌胶囊阴道纳药；结果显示，乳酸菌组优于甲硝唑组，尤其在复发率和降低阴道pH上。

（4）透明质酸的使用。透明质酸拥有保湿性、润滑性和组织相容性，还拥有组织亲和力并且无免疫原性，这些特性对改善阴道的萎缩情况至关重要。研究人员在研究透明质酸阴道凝胶在去势大鼠阴道上皮作用机制时，发现它能促进血管的生成，进而提高阴道上皮细胞的修复能力，另外还能改善阴道微环境。还有研究者将42例绝经后AV患者分为两组，每组21例，一组使用含25 μg雌二醇的阴道片，每周2次；另一组使用含5 mg透明质酸钠盐的阴道片，每天1次，连用8周，并且每次在同一时间用药。结果两组都能缓解阴道症状，改善阴道上皮萎缩情况，降低阴道pH，增加阴道上皮细胞的成熟度。

2. 中药治疗

中药治疗分为内治法和外治法，内治法以口服用药的方式为主，外治法多为中药洗剂、栓剂、胶囊和散剂的剂型，采用阴道纳入或冲洗、坐浴、熏洗和外敷等用药方式。临床多以内服结合外洗为主。

有研究者等治疗肾虚湿热型AV，用医院自制剂滋阴合剂口服，外加以生地黄、生黄精和生黄柏命名的三黄洗剂阴部熏洗，结果中药口服加熏洗组的疗效优于雌三醇外用组，尤其是0%的不良反应发生率，显著低于雌三醇外用组的20%。还有研究人员总结分析中医药治疗SV的用药规律，发现常用四大类中药，其中清热类药中的黄柏用药频率最高，并发现排名前8的中药是经典方剂，如知柏地黄汤的组成药物，可见肝肾阴虚病机已得到广泛认可，作者通过分析用药规律推出现在中医对该病治疗多本着"补益肝肾，清热利湿，健脾渗湿"的原则。

目前，临床治疗AV多采用中西医结合治疗，中西医各有特点，结合治疗不易产生耐药性，并且能减少临床不良反应。整合了西医治疗快速便捷的优点和中医整体治疗、疗效长久的特点。

3.连续护理干预模式

有研究者选取60例肾虚湿热型老年性阴道炎患者，一组中药联合常规护理，另一组在此基础上给予阴道清洗护理以及宣教、饮食和心理的整体护理干预，治疗后显示，整体护理组在阴道分泌物pH、阴道清洁度、临床症状积分及贝克抑郁量表（BDI-Ⅱ）评分均优于常规护理组。研究表明，心理护理、生活护理和健康教育等连续整体的护理模式的兴起有效改善了AV的临床症状，降低了复发率，应进行临床推广。

第二节　女性生殖内分泌疾病患者的护理

一、多囊卵巢综合征患者的护理

多囊卵巢综合征（polycystic ovarian syndrome，PCOS）是一种以性激素紊乱和糖脂代谢异常导致的内分泌紊乱疾病，在女性群体中好发于青春期和育龄期。临床表现以月经稀发或闭经、排卵障碍等为常见，或伴有多毛、痤疮、黑棘皮、糖尿病和肥胖等，远期会有子宫内膜癌、内分泌疾病、乳腺癌、心血管疾病等风险。

（一）多囊卵巢综合征的病因

多囊卵巢综合征的发病原因仍待后人考究。目前，国内外研究较为认可的四大病因有基因遗传因素、炎症因子因素、环境因素和社会心理因素等。其中，基因遗传所占的比例较大。

1. 基因遗传因素

在多囊卵巢综合征发病的过程中，遗传因素并不是主要的决定因素。基因的表达需要在多种因素共同诱导下，才会使多囊卵巢综合征发生、发展。较多研究表明，多囊卵巢综合征人群中，有接近30%的患者存在家族史，其中，双胞胎同时患病的概率更大，也证实了遗传因素的致病作用。有学者研究了单核苷酸多态性的遗传与多囊卵巢综合征的关联性，发现多囊卵巢综合征的易感基因是常染色体显性遗传、单个基因的改变和X染色体的显性遗传。但是，导致多囊卵巢综合征发病的遗传因素较为复杂，主要是高雄性激素相关基因和胰岛素相关基因作用，但目前尚未明确何种基因是PCOS的关键致病因素。

2. 炎症因素

炎症因子与其他影响因素不同的是其涉及了细胞分子水平，是近年来发现的一个主要致病因素。研究表明，炎症细胞因子影响PCOS疾病发展的作用机制，是通过改变信号通路，调控细胞表面的相应蛋白，使细胞对胰岛素的利用下降，导致胰岛素抵抗的发生。如研究发现，胰岛素抵抗的发生与CRP、TNF-α和IL等炎症因子关联密切。

3. 环境因素

在环境因素的影响下，能促进致病因素对PCOS的发生和发展的作用。在胚胎发育成长的过程中，如果母体子宫雄性激素含量较高，在高雄激素血症环境影响下出生的婴儿，在成年后，相对比其他母体雄激素正常的婴儿，更容易出现多囊卵巢综合征的症状。有动物实验表明，外界环境中的内分泌干扰物，与内源性睾酮和雌二醇竞争，破坏人体内雄、雌激素的平衡，使得循环游离雄激素浓度较之前上升，同时，内分泌干扰物使大鼠卵巢卵泡膜间质细胞合成更多的睾酮。

4. 社会心理因素

社会心理因素是促进多囊卵巢综合征的发生、发展的一个重要致病因素。研究表明，负面情绪影响卵巢功能的发病机制是，通过下丘脑-垂体-性腺轴的传达，刺激卵巢内释放去甲肾上腺素，引起卵巢无周期性不排卵并产生囊泡，或激活大脑多巴胺的分泌，抑制垂体促性腺激素的分泌；或使脑组织中5-羟色胺和褪黑素的含量降低，从而抑制垂体LH的分泌。因此，负面情绪会扰乱性腺轴激素的分泌，抑制卵巢的功能，从而加剧多囊卵巢综合征的症状。

（二）多囊卵巢综合征的干预、治疗与护理

参考2018年由国内中华医学会妇产科分会专家组共同拟定和发布的多囊卵巢综合征中国诊疗指南以及国外AES指南。无论患者是否有生育要求，首要治疗均以调整生活方式、控制体重等为主。治疗原则主要是根据患者需要，有生育要求患者以促排卵治疗、提高受孕机会为主；无生育要求的患者以调理月经规律、降低雄激素的分泌、促进胰岛素的利用为主。围绝经期患者以预防远期并发症为主。

1. 生活方式干预

多囊卵巢综合征的首选治疗是养成合理的生活方式。比如，调整饮食均衡，尽量以低热量、少糖和高纤维的食物为主；戒烟、戒酒、少咖啡及减少精神刺激等；适当的运动，通过运动减轻体重，每周至少5次，每次0.5 h以上，减少久坐的行为。

（1）传统饮食干预。目前，干预体重的传统饮食方法主要有低血糖指数饮食、低热量饮食、低糖饮食和低脂饮食等。

低血糖指数饮食指的是进食后糖类的吸收效率慢，餐后血糖上升速度慢。低血糖指数饮食不仅能够通过改变胰岛素相关的信号通路来改善胰岛素的敏感性，减轻多囊卵巢综合征患者的高胰岛素血症，还可以减轻体重。但前提是饮食的总量控制在正常范围。例如，对多囊卵巢综合征患者进行饮食指导，饮食方面强调合理膳食结构，严格控制进食量，每日摄入总能量1 200~1 400 kcal（1 kcal=4.186 kJ），指导患者采用高蛋白、低碳水化合物饮食。各营养成分比例为碳水化合物<30%，蛋白质≥40%，脂肪30%。

进食低碳水化合物的食物，如大麦、燕麦；多食粗粮，蔬菜，每天摄入水果蔬菜300~500 g。宜选择非淀粉性蔬菜和低糖水果（苹果、柚子和草莓等），这样既能促进胃肠蠕动，又能增加饱腹感。同时指导患者每天增加优质蛋白的摄入，如鱼、豆制品等，可食用瘦肉动物性蛋白、鱼类和贝类。

饮食习惯方面提倡饮食清淡，定时定量进餐，避免辛辣刺激食物，不吃或少吃零食，不吃动物脂肪、油炸食品、甜腻食物等高热量食品，夜间不进食。选择健康的烹饪方式，如煮、蒸、炖，避免炸、煎、烤。

有研究证明，科学的饮食指导可以明显降低多囊卵巢综合征患者的体重指数和腰围，减少空腹血胰岛素水平，削弱胰岛素抵抗，对多囊卵巢综合征的治疗起到积极作用。

（2）运动干预。例如，对于卵巢综合征患者实施中等强度运动，每日运动60 min以上，慢跑总路程6～8 km，每周运动5 d以上，连续3个月。运动治疗后患者血清胰岛素较运动前明显降低，同时伴随着睾酮、促黄体素以及促黄体素与促卵泡激素的比值显著降低，提示运动促进了胰岛素敏感性的改善，降低了高促黄体素和高雄激素血症，提示运动对本病治疗的有效性。又如，八段锦可以改善多囊卵巢综合征患者痤疮症状，降低体重指数及腰围，降低促黄体素与促卵泡激素的比值、睾酮水平以及改善卵巢形态，是一种有效的辅助治疗手段。

2.高雄激素治疗

复方口服避孕被指南推荐为青春期和育龄期伴有高雄性激素的多囊卵巢综合征患者的首选药物，具有降低高雄性激素，改善多毛、痤疮的作用。孕激素能控制LH的异常分泌，减少雄激素在卵巢中的合成，雌激素可使游离睾酮水平降低。雌孕激素周期的交替使用，达到抑制高雄激素血症的目的。

目前，临床常用的是炔雌醇环丙孕酮（达英–35），减少促性腺激素的分泌，使睾酮在人体中的分泌下降。一般痤疮的治疗需坚持服药3～6个月。至少6个月多毛的情况才能有所改善，但停药后可能复发。如不能耐受COC，或疗效不佳，或伴有COC使用禁忌证者，可选用螺内酯，但大剂量时容易引起高钾血症的发生，注意监测电解质，至少使用6个月才见效，建议服药期间予以避孕。

3.调整月经周期

短效复方口服避孕药适用于育龄期无生育要求、青春期及伴有高雄性激素血症的PCOS患者。短效避孕药可通过孕激素的负反馈作用抑制雄激素的作用，还能促进子宫内膜转为分泌期，调理月经周期。但不能改善卵巢功能，不能促进卵巢排卵。使用周期一般3～6个月，不良反应较大，建议停药后观察症状，如症状复发再继续用药，但必须注意排除使用禁忌证。对于围绝经期的患者，应警惕静脉血栓的形成，长期服用可增加子宫内膜癌和乳腺癌的发病风险，导致心脑血管疾病的发生，还会损伤肝肾功能。

孕激素治疗适用于具有一定的雌激素水平、雄激素正常或内膜厚度适中的，尤其是青春期的患者，周期性使用孕激素撤退性出血，调整月经周期，也适用于围绝经期或有生育要求的多囊卵巢综合征患者。一般，在每周期第10~14 d开始服用，停药后会有撤退性出血。对卵巢的功能无明显的抑制作用，但不能改善高雄激素血症，对多毛、痤疮无明显作用。指南推荐使用天然的孕激素，如地屈孕酮、醋酸甲羟孕酮和黄体酮注射液等。

雌孕激素周期序贯治疗适用于雌激素分泌不足、月经量极少及超声显示子宫内膜<5 mm的患者。在单一孕激素治疗无法撤退性出血，需要采取体外摄入一定量的雌激素，刺激子宫内膜生长。也适用雄性激素正常，有生育要求或有围绝经期症状的PCOS患者，一般是每个月的月经第1天口服雌二醇，经前10~14 d开始加用孕激素，模拟人体雌孕激素的分泌，是子宫内膜具有周期性改变。

4. 改善胰岛素抵抗

二甲双胍被推荐为治疗具有胰岛素抵抗，且伴有糖耐量异常的PCOS患者，对于不伴有胰岛素抵抗的患者，不作为常规治疗。也适用于预防治疗对枸橼酸氯米酚（CC）抵抗的患者。

二甲双胍为胰岛素增敏剂，当血液中葡萄糖的含量升高时，能降低组织对胰岛素的抵抗，提高组织对葡萄糖的消耗，还能阻止肝糖原异生和输出，降低高血糖。但对于血糖正常的患者无降糖作用。不适用于心肝肾功能异常、酗酒的患者。

当二甲双胍的降糖疗效一般时，可联合吡格列酮。吡格列酮在降糖药中的作用机制是提高细胞对胰岛素的利用度，消耗血脂，控制炎症，以及避免血管内皮细胞功能受到损害等，常用于无生育要求的患者。阿卡波糖促进餐后血糖被利用和储存，单独口服可发挥良效。对于胰岛素依赖型或非依赖型的糖尿病患者，可联合其他口服降糖药提高疗效。

5. 促生育治疗

对于有生育要求的育龄期女性，提高妊娠率，帮助患者受孕是主要的治疗目的，促进生育的治疗手段虽多，但减肥始终是PCOS的首选治疗方法，尤其合并肥胖的患者，至少比原来的体重降低5%才能达到理想目标。

（1）促进排卵治疗。目前，指南推荐氯米芬（简称CC）作为PCOS促排卵的首选药物，但患者对氯米芬无明显反应时，可选用来曲唑。也可以交替使用，提高敏感性。开始口服时间是在自然月经或撤退性出血的第2～5天，共5 d，从最低有效剂量开始；卵泡发育缓慢或排卵障碍时，每7 d可叠加50 mg，最大不超过150 mg/d。当卵泡期长或黄体期短，可根据患者自身的反应增加剂量；使用促排卵药容易发生卵巢过度刺激综合征，可适当减量。使用时长不建议超过6个周期。当CC或来曲唑治疗仍无排卵或促排卵疗效不佳时，可辅助使用促性腺激素，如人绝经期促性腺激素等。

（2）腹腔镜卵巢打孔术。临床上不常规推荐，只有当促排卵药物保守治疗无效时，不明原因的LH异常分泌以及合并盆腔疾病需要腹腔镜探查者，或吃药依从性差的患者，可选用腹腔镜卵巢打孔术。接受打孔治疗的患者需符合基础LH > 10 U/L、游离睾酮水平高，体质指数（BMI）≤34 kg/m^{2}等条件。但是，需告知患者此治疗方案未必能有效，且容易损伤卵巢功能，还会增加盆腔粘连、盆腔炎的风险。

（3）体外受精–胚胎移植。体外受精–胚胎移植（IVF-ET）治疗不孕的最终方案。适用于经药物保守治疗或腹腔镜打孔治疗均无效时，或者合并高龄、输卵管阻塞、男性弱精等不孕因素时，可考虑进行IVF治疗。

6.远期并发症管理

促进生育和调整月经周期的治疗是当下首要的治疗方案，但还需要重视远期并发症的预防，尤其需长期口服药物的患者。

对于合并胰岛素抵抗的患者，警惕糖尿病的发生，糖脂代谢紊乱会破坏血管上皮细胞，导致血管硬化，增加心脑血管疾病的风险。

对于月经稀发或闭经、长期不排卵的PCOS患者，子宫内膜长期不脱落，会增加子宫内膜癌发生的风险。进入围绝经期后，雌激素的撤退会导致血管硬化，增加静脉血栓的形成，服用短效避孕药时应警惕肺栓塞、脑栓塞的发生。

7.心理护理

多囊卵巢综合征的患者因长期月经紊乱和排卵异常，容易形成负面情绪。加上激素紊乱、体形改变大大降低了PCOS患者的生活质量和自信心。医者通过言语的沟通和开导，让患者保持正常的心态面对自身的疾病，减轻患者的心理负担，接受身体的不适应。并告知其积极配合治疗，改善生活方式，控制体重，可有效改善病情。

情志疗法是通过一定的手段，使患者抑郁焦虑等不良情绪转变为积极情绪的一种治疗方法。根据中医情志疗法，主要有以情制情法、暗示法、运动疗法、音乐疗法和颜色疗法。除了医者与患者家庭要给予更多的关心和鼓励外。患者要通过生活习惯的改变，转移自己的注意力，学会释放自己的不良情绪。

综上，多囊卵巢综合征病因极其复杂，不是一个病因单独存在，是多个病因相互影响，多囊卵巢综合征的主要病因在于先天遗传、后天失养。先天不足会引起脏腑气血功能的损伤，气血运行不畅，形成痰瘀湿；或受后天环境的影响，生活中的不良行为习惯加重痰瘀湿的堆积，导致多囊卵巢综合征的形成。其主要病因病机在于肾虚、脾虚和肝郁；加上外湿，导致气滞痰凝血瘀于胞宫。且多囊卵巢综合征患者由于其外在的表现和对生殖系统的影响，在一定的程度上会加重患者自身的焦虑性，导致病情的进一步加重。研究表明，规律良好的饮食习惯、充足的睡眠、舒适的生活环境、适当的运动及正确地抒发情绪有利于预防多囊卵巢综合征的发生发展。通过研究多囊卵巢综合征的病因，在一定程度上，医护人员和患者可以认知病情发展的因素，患者可以通过医护人员与自身的努力而改变不良因素，达到缓解和治疗病情的目的。

二、月经不调患者的护理

月经不调是妇科常见病，它的发病和情绪、体重以及环境变化等多因素相关。月经不调表现为月经周期或出血量的异常，可伴月经前，经期时的腹痛及全身症状。月经是一个特殊的生理现象，也是身体健康的一个重要信号，月经不调可以从青春期开始，持续多年，甚至影响女性一生的生殖健康。月经不调会给女性无论是从生理上还是心理上都造成很大的伤害，月经的按时来潮不仅有助于繁衍后代，还有助于维持女性心理健康乃至家庭和谐。然而，随着社会的进步、生活节奏的加快，女性需要面对职场和家庭的角色冲突、激烈的职业竞争、抚养孩子与赡养老人的负担等压力，这些压力日积月累超过了生理和心理所能承受的范围，就会影响女性身体健康，进而导致月经不调的出现。

大部分女性都发生过、存在或是将会出现一定程度的月经不调问题。一些患者对于月经不调有些误解，并不是特别了解月经不调的知识，所以当疾病发生后，或表现为盲目用药，或表现出恐惧心理，这对于月经不调的治疗反而有很大弊处。临床多以药物治疗为主，本章研究治疗的同时辅以健康教育对女性患者的帮助。

一般情况下，对月经不调患者予以常规护理，即生活指导、用药指导、饮食护理等。本章是在常规护理的基础上实施健康教育，具体内容如下。

1. 疾病知识讲解

针对很多患者并不了解月经不调这一疾病，原因可能是对此并未有足够认识，也有可能是过度重视反而造成困扰。所以，将疾病知识讲解作为健康教育的核心，对月经不调疾病的发生原因、治疗原理进行宣教，提高患者对疾病的认知度，并以正确观念来对待，不再抱有恐惧感，积极配合治疗。

2. 生活方面

月经不调是一个与生活方式密切相关的疾病，影响女性生理和心理健康，需引起重视。临床不仅需要针药结合辨证论治，还要注意改正不良生活方式，缩短病程，防止反复。改善生活方式，积极的健康干预对防治月经不调有积极作用。临床诊疗中我们发现，通过对患者进行健康生活方式的宣讲，引导她们改善不良生活方式，并配合中医辨证论治来治疗月经不调疗效显著。

（1）注意防寒保暖。中医讲，寒邪侵袭是月经疾病的常见诱因，因此，需从本质上规避不良因素刺激，注意防寒保暖，如若外部环境气候寒冷，则要注意保暖，避免受到寒邪刺激。

（2）劳逸结合。在日常生活起居上应有规律，养成良好的作息习惯，在纠正月经不调期间需要注意不要过度疲劳或是紧张，过劳则容易耗气动血，而过于安逸则会造成气结血滞，反而致月经过量、经期延长。

（3）饮食有度。治疗期间不要吃辛辣、燥热的食物，热则动血，避免进一步诱发子宫出血。也不要进食寒凉、生冷的食物，以防寒凝血滞而造成痛经、漏下或闭经等。注意多喝温开水，保持饮食的清淡、温和与营养及易消化。

（4）清洁卫生。注意保持外阴的清洁与干燥，内裤要选择绵软、透气的材料；行经期间因血室大开，易于外邪入侵，因此，严禁坐浴、游泳，大便之后由前向后擦拭，以防将脏物带入阴道，诱发阴道炎或是子宫发炎。

3.心理教育

女性经、带、孕、产等独特的生理活动，皆是以血为根本，气行则血行，情志的顺畅才能保证气血功能正常，防治月经不调。女性情志如果有失调节，则会由情志不畅造成月经不调，引发多种妇科疾病。因此，告知患者需注意情绪的自我调节，以免不良情志造成过度刺激，注意消除紧张、烦闷和恐惧等心理。

心理教育的目的是让患者的身、心都更为健康。通过聊天和沟通，把握患者心理，并对其心理上显露出来的问题及时进行疏导，以免因心理上的问题而抵触治疗，影响到治疗效果。另外，进行心理教育的优势也体现在能拉近护患之间的距离，提高患者临床治疗的配合度与依从度。

有研究人员在心理护理应用于月经不调患者的临床作用探究中，采用心理支持干预、心理疏导干预、认知干预、行为矫正干预和减压疗法对月经不调患者进行心理和生活方面的引导，有效降低了月经不调患者的焦虑与抑郁程度，还有助于建立良好的"护患"关系，提高患者依从性，为临床治疗奠定基础。还有研究人员对虚寒性月经不调患者采用情志护理、饮食调护、改正作息、增强锻炼等方式进行健康干预管理，结果显示，对虚寒性月经不调患者实施健康干预管理，可以有效改善患者月经不调的情况，降低患者月经不调复发率。

综上，月经不调作为妇科常见病、多发病，单一用药治疗效果不尽理想。我们分析原因，其中有一部分的因素是患者对疾病知识认知不足，未重视或过于重视反而导致忧虑。因此，提出通过健康教育在临床护理工作当中的应用，告知其疾病表现、症状，积极治疗，一般不会影响到日常生活和工作，为其做好卫生指导、饮食指导，必要的心理干预与生理调节，使其了解月经正常表现、影响月经的因素等，从而摆正心态，树立健康心理。因此，对月经不调患者予以健康教育，护理效果显著。

第三节　女性生殖系统肿瘤患者的护理

癌症是世界上大多数地区死亡的最常见原因，也是目前大多数国家实现理想预期寿命最常见的障碍。

子宫肌瘤也称子宫纤维瘤，是女性常发的良性肿瘤，该疾病致病原因复杂，可导致不孕、流产及阴道流血等症状，也存在一定的恶化可能，目前多主张给予及时治疗。近年来，子宫肌瘤的患病率日趋升高，患者多采用手术治疗方案。但是，手术作为有创操作，顺利实施、术后恢复均会受到外界诸多因素影响。因此，为确保手术能够顺利完成、获得良好预后，需加强围手术期干预。既往子宫肌瘤手术治疗期间，护理人员一般是按照科室、手术护理常规以及医师叮嘱为患者提供相应护理服务，虽然能够满足基本需求，但整体护理效果并不理想。伴随着医疗模式、护理学科的发展与进步，更多的护理模式被应用于子宫肌瘤围手术期中并取得了满意效果。

本节主要介绍子宫肌瘤患者的护理。

一、腹腔镜子宫肌瘤剔除术患者的手术护理配合

临床护理干预对预后效果有重要影响，目前实施常规护理干预的患者的依从度、满意度和心理态势等均不完全理想，给予手术护理配合有助于应对上述问题。

一般情况下，对腹腔镜子宫肌瘤剔除术患者进行常规护理，术前告知患者手术方法、流程等，术中进行体征监测，术后预防并发症，各项护理工作均以护理人员为主执行，不要求患者过度参与、配合。从方式上看，在常规

护理中，护理操作内容基础，缺乏关注患者机体差异性，忽略了术中应激反应可能对患者造成的负面影响，无法保证护理工作契合患者的差异化需求。

而腹腔镜子宫肌瘤剔除术患者的手术护理配合是指在常规护理的基础上行手术护理配合，包括术前、术中和术后三个阶段工作。手术护理配合重视患者作用的发挥，术前配合可收集患者信息，改善心理态势和依从性；术中配合确保患者出现的各类病理变化、心理波动得到关注，以规避可能出现的风险，改善患者满意度；术后配合提升了患者自我护理能力和意识，也有助于间接减少住院时间。从结果上看，护理效果也更为理想。

（一）术前阶段护理

术前阶段护理配合包括心理护理、知识宣教和信息收集三个部分。

心理护理强调疏导患者可能出现的负面情绪和依从性下降等问题，积极与患者沟通，鼓励患者就自身护理诉求进行反馈，并给予对应疏导，如患者希望进行病房改造，降低心理压力，可适当改变软装饰材料等予以满足。

在常规进行知识宣教的同时，以患者需求为中心，请患者就自我护理需要、院外护理需求等进行反馈，确保宣教过程中的护患交流、配合，提升知识传递效果，如患者希望了解子宫肌瘤剔除术是否存在风险，可借助文字、视频等一一进行并发症讲述，并告知患者需要注意和配合的环节。

信息收集以患者反馈信息和临床信息为主，患者可根据自身病理变化进行病情自述，护理人员予以认真记录、整理，以充分收集信息。术前护理配合工作所获信息均给予记录。

（二）术中阶段护理

术中阶段护理配合强调信息的高效率交互，包括护患配合、医护配合及医患配合三个方面。

护患配合强调护理人员与患者的交互，在患者出现护理需求、体征波动时，第一时间由护理人员给予处理，如患者因担忧子宫肌瘤剔除术存在风险，产生焦虑情绪，表现为心理和血压的异常，护理人员需及时进行交流疏导，使患者的诉求得到收集，实现护患之间的配合。

医护配合则强调结合患者手术进程、非计划性变化保证信息交流效果，包括规范麻醉、提供各类手术用具等，医护人员发现的各类护理安全隐患，也应积极进行交流和处理。

医患配合重视给予高质量的客观信息，患者提出的问题，出现的手术变动，可由医师进行分析、解答，以保证患者的依从性。

（三）术后阶段护理

术后阶段的护理配合，以患者和护理人员为主。要求护理人员进一步传递各类自护知识，进行心理疏导，同时指导患者配合饮食护理、复健工作等。如告知患者科学制订术后食谱，配合进行床周运动、术后室内外运动等。对于机体条件较差的患者，应额外重视预防可能出现的并发症，指导患者结合手术特点和机体特点，进行自我护理、学习对应知识，配合护理人员用药、进行康复锻炼等。

子宫肌瘤属于常见的良性肿瘤，也称子宫纤维瘤，影响患者生活质量的同时存在一定的恶化可能，目前各地均主张给予及时治疗。子宫肌瘤剔除术也因此得到普遍重视。分析认为，常规护理模式下，患者的护理依从性、满意度有限，且自我护理能力、心理态势不够理想。给予手术护理配合，有助于上述问题的改善，患者的护理满意度和依从性均可达到90%以上。住院时间减少10%左右。焦虑评分和自我护理能力改善明显。

综上所述，在腹腔镜子宫肌瘤剔除术患者的治疗和护理中，可借助手术护理配合提升其护理依从性和满意度，改善患者心理态势、自我护理能力，缩短住院时间。后续工作中，应积极进行子宫肌瘤剔除术患者围手术期的护理，将患者纳入护理工作中，发挥其主动性，以确保护理工作以患者为中心开展，改善其预后。

二、子宫肌瘤患者术前放松训练联合激励式心理护理

子宫肌瘤的外科治疗方式包括肌瘤切除术和子宫切除术，术前患者易出现焦虑、恐惧等不良情绪，给予有效的护理措施可减轻患者的心理应激反应。放松训练是一种从紧张状态中放松身体的练习过程。激励式心理护理属

心理学的"阳性强化法"，是通过心理干预对人的行为进行影响与矫治的一种重要方法。放松训练联合激励式心理护理在子宫肌瘤术前患者中具有一定的应用效果。

通常情况下，应对子宫肌瘤患者在术前给予一定的激励式心理护理。具体内容包括以下几方面。

（1）护理人员与患者多进行沟通交流，建立信任感，对患者治疗中的进步予以肯定，不足之处予以指导及鼓励，耐心倾听患者主诉，鼓励患者发泄负面情绪，保持积极、愉悦的心态接受治疗。

（2）组织活动奖励，对心态乐观的患者进行表扬及物质奖励，进而带动其他患者的正面情绪。

（3）嘱患者家属多关心和鼓励患者，多与患者进行沟通交流，用亲情去感染患者，使其积极配合治疗。

放松训练联合激励式心理护理是指在上述常规心理护理的基础上联合放松训练。具体内容包括以下几方面。

（1）呼吸调节训练。指导患者坐姿，不偏不倚，脊背挺直，保持心情平稳，意念数1，随着吸气而动，让腹部鼓起，暂停吸气10 s后，鼻孔慢慢呼气，意念随呼气而动，注重于呼气末，使腹部凹陷。如此反复，意念从数1至数10为1个循环，每次做5个循环。

（2）肌肉放松训练。指导患者采用舒服的姿势躺在床上，放松顺序：手臂部—头部—躯干部—腿部，肌肉放松的训练过程为集中注意—肌肉紧张—保持紧张—解除紧张—肌肉松弛，10 min/次，3次/d。

（3）想象放松训练。指导患者在安静的室内闭眼，想象一个熟悉的、愉快的场景，并保持一段时间，然后睁开眼睛，回到现实，30 min/次，1次/d。

（4）自主放松训练。自主训练有沉重感（伴随肌肉放松）、温暖感（伴随血管舒张）、缓慢的呼吸、心脏慢而有节律地跳动、腹部温暖感、额部清凉舒适感。在护理人员指导下缓慢呼吸，由头至脚逐个部位体验沉重感，达到全身放松的目的，30 min/次，1次/d。

子宫肌瘤术前患者易产生紧张、恐惧等不良心理。心理压力可使患者消极应对疾病，从而影响治疗效果。因此，采取有效的护理措施使患者放松身心对于促进子宫肌瘤手术顺利进行、改善预后有重要意义。

激励性心理护理可通过沟通、倾听患者的抱怨，鼓励患者，帮助其树立面对疾病的信心，消除或减轻患者的不良情绪。患者家属配合护理能更好地减轻患者的负性心理。但单纯的激励式心理护理可能无法满足患者的需求，联合放松训练可强化效果，促进患者身心放松，减轻压力。通过身体放松和呼吸调节的方法，可调节患者的心理状态和中枢神经系统，转移其注意力，缓解其焦虑、恐惧等负面情绪，有效调节其应对方式，有利于子宫肌瘤手术顺利进行。

综上所述，放松训练联合激励式心理护理应用于子宫肌瘤术前患者可有效改善患者的心理状态，降低负性情绪，因此，优于单纯激励式心理护理效果。

三、子宫肌瘤手术患者的情境代入式床旁体验护理

子宫肌瘤属于常见妇科疾病，一旦发病会严重影响女性身体健康。有关研究表明，女性子宫位置比较特殊，再加上对手术认知不足，导致诸多负面情绪，患者的手术状态不佳，产生抗拒行为的风险性较高。在实际的手术过程中，配合使用护理措施是临床治疗的关键内容。实施术前、术中及术后等护理措施，对患者手术具有辅助作用。实施常规护理措施，不符合患者的实际需求，尤其是对患者的心理方面关注比较少。

疾病的治疗方式是需要不断进行改革和创新的，实施情境代入式床旁体验护理，能够有效强化心理护理，增强患者的护理体验，从而提高了手术配合度。

我们已经知道，对手术患者需要施行常规护理，即根据相关标准展开基础护理，做好手术准备工作，告知手术注意事项。

和男性相比，女性的心理承受能力比较低，尤其是子宫肌瘤患者情绪状态较差，绝大多数患者会出现认知期待，对手术事件产生应激反应，抵触情绪较大，从而影响治疗配合度。在实际的手术过程中，护理人员从床旁护理的角度出发，营造舒适的治疗环境。护理人员将陌生情境呈现出来，不断强化手术治疗方案，帮助患者增加对手术的认知，从而达到潜移默化的效果，

进一步提高手术依从性。实施情境代入式床旁体验护理方式，有助于和谐护患关系。这里的情境代入式床旁体验护理，具体方法如下。

（1）实施情境代入式情绪管理。相关护理人员将病室的窗帘拉起来，减少光线的刺激。保持病室的安静，营造舒适的休息环境。与此同时，护理人员指导患者取半卧体位实施腹式呼吸，护理人员让患者口语化阐述自己当前情境。在患者讲述结束后，护理人员给予患者鼓励和支持，让患者感受到关心和爱护，有助于升华患者的情感。

（2）实施情境代入式认知管理。选择一名家属和患者共同生活，时间最少控制在6个月。护理人员给患者营造私密环境，减少外人干扰。与此同时，护理人员详细记录手术知识点，通过文字资料、视频及动画等方式，讲解手术配合要点，从而熟悉掌握手术流程，通过这样的方式，帮助患者强化理论认知。疾病宣教的时间每次控制在20 min，在宣教结束后，让患者自己复述，将现场复述情况详细记录，护理人员提出符合情境的话题，并通过角色扮演的方式录制双方表现。护理人员指导患者在入睡前30 min温习视频。

（3）实施心理护理。患者对手术不够了解，担心手术害怕，针对患者的负面情绪进行干预，减少患者的心理压力，稳定患者的病情。加强疾病沟通，做好健康指导，根据患者实际情绪状态明确病情。部分患者担心手术疼痛，护理人员应该转移患者注意力或者使用镇痛泵，从而减少患者手术疼痛，提高手术依从性。在术后，护理人员观察患者情绪反应，在麻醉失效后分散患者注意力，提高其生理舒适性。

研究发现，实施情境代入式床旁体验护理，在缓解患者负性情绪方面具有非常重要的作用，深层次剖析患者心理状态，实施积极有效的情绪管理，从而提高手术依从性。可以发现，实施情境代入式床旁体验护理方式，护理人员指导患者思考和整合文字，并对周围环境进行阐述，有助于减少焦虑、抑郁情绪。该护理方式可充分调动患者听觉和视觉，增强感官体验，转移患者的注意力，使其能够保持从容、平和的心态面对治疗。

实施情境代入式床旁体验护理方式，手术患者的生活信息，促使患者重新审视自我，从而感受世界的美好，有助于提高患者对护理服务的满意度。该护理方式减轻了患者交感神经张力，保持体征平稳，加强疾病健康宣教，能够提高手术知识掌握情况。实施情境代入式床旁体验护理方式，通过妥善的方法告知患者自身的病情，讲解负面情绪对手术预后的影响。在情境代入式床旁体验护理中实施心理护理，消除患者内心的疑虑，减少焦虑、抑郁情绪，促使患者积极面对治疗，有助于提高护理质量。通过心理护理，患者对手术的抵触情绪明显减少，改变对疾病的态度，增强手术康复信心。通过情境代入式床旁体验护理方式，指导患者自己调节情绪的方法，充分发挥其主观能动性，提高自我管控能力，有助于护理舒适度的提高。

综上所述，实施情境代入式床旁体验护理，对子宫肌瘤手术患者具有提高手术依从性和手术知识掌握程度的效果，很大程度上减轻了焦虑、抑郁情绪，提高患者护理满意度。

第六章 计划生育及不孕症
妇女的护理

    计划生育有利于家庭做好生育规划,提升生活幸福感。而目前不孕症已成为一个影响比较大的世界性问题,其发病率呈逐年上升的趋势。不孕症是较为常见的疾病,不仅给个人带来痛苦,导致家庭破裂,也给社会和谐与稳定造成了极大的隐患。关注计划生育及不孕症妇女的护理具有重要意义。

第一节 妇女避孕方法与护理

一、常规避孕法分析

    避孕是预防非意愿妊娠、调节生育间隔的主要手段。据调查,我国产后避孕的妇女中,最常用的避孕方法是避孕套,其次是安全期避孕,体外射精、宫内节育器、紧急避孕药相对较少,还有口服避孕药、外用杀精剂、女性绝育、避孕针等,但是这几种避孕措施均存在较大的缺陷。

    宫内节育器是一种放置于宫腔内,通过杀精毒胚、干扰受精卵着床、改变宫颈黏液性状等作用达到避孕效果的避孕器具，具有高效、长效、可逆、安全、简便、经济等特点。据统计，全球使用宫内节育器的人数众多，我国大约有1.13亿妇女使用。宫内节育器的使用人数不仅众多，种类也广，目前我国宫内节育器的种类多达四十余种，主要包括含铜宫内节育器、含铜含药宫内节育器和含激素类宫内节育器。宫内节育器作为长效可逆避孕方法的一种，有效率超过99%。宫内节育器不干扰排卵及内分泌功能，不增加不孕及盆腔感染的风险，取出后即可恢复生育能力。其次，含药物宫内节育器还有非避孕的益处。但是，宫内节育器避孕法有节育器异位的风险。节育器异位是指宫内节育器部分或完全嵌入子宫肌层，或异位至盆腔、腹腔等，是最严重的并发症之一。根据异位程度可分为部分异位、完全异位、子宫外异位。宫内节育器部分嵌入子宫内膜层或浅肌层，宫腔镜检查可见部分节育器为部分异位；宫内节育器完全嵌入肌层，接近或突破浆膜层，宫腔镜检查未见节育器为完全异位；宫内节育器异位至盆腹腔或其他脏器为子宫外异位。据报道，宫内节育器异位发生率为0.3%~2.6%，子宫外异位占宫内节育器异位的1.26%，宫内节育器异位不仅降低或失去避孕效果，损害女性生殖健康，也可损伤周围其他脏器，导致肠穿孔、肠梗阻、膀胱瘘等，严重时可威胁患者生命。此外，放置宫内节育器其脱落率较高而导致意外妊娠率增加；同时，由于子宫尚未完全复旧，还可以发生带环出血、子宫穿孔、节育器嵌顿等，因此极大地限制了节育器的使用。

口服避孕药物对于母乳喂养及婴儿的生长发育均会造成不良的影响，这些物质进入母体后，一方面会抑制泌乳素的生成，使得乳汁的分泌减少，影响到孩子的营养；另一方面，避孕药物中的有效成分会随着乳汁进入婴儿体内，对婴儿的生长发育不利，同时长时间口服避孕药还会导致产妇肝功能改变。所以，哺乳期妇女不宜采取口服药避孕的方法。

外用屏障避孕是目前多数医生指导产妇的避孕方式，因每次性生活时都得使用，依从性差，避孕失败也相对较多。

输卵管结扎术患者需要遭受额外的痛苦，费用高，更主要的是此方法是一种不可逆的避孕措施，对于初产妇及还有生育要求的妇女难以接受，在目前已很少应用。

二、短效避孕法的应用状况分析

避孕方法通常以避孕有效时间长短进行分类。长效方法指一次放置使用可以维持长期（通常以年计）避孕效果，主要包括男女绝育术、宫内节育器和皮下埋植剂。反之为短效避孕方法（short-acting reversible contraceptive，SARC），主要包括口服避孕药（oral contraceptive，OC）、注射避孕针、外用药和避孕套四类。

20世纪50年代，甾体口服避孕药在国外问世，并于60年代上市，此后迅速成为世界上使用最广的避孕方法之一。1959年，我国开始避孕药研制工作，1969年3月，国产首批OC（1号和2号片）通过鉴定上市后，我国研发了一系列短效避孕药具，以保障我国计划生育政策的实施和满足广大生育人群的节育需求。

（一）我国现用和已经退市的短效避孕药具及其退市原因

短效药具的退市，主要因为不良反应率较高（如全量和1/2量OC 1号和2号片），或长期安全性隐患（如长效OC和探亲药），以及更安全或高效的同类产品的出现［如左炔诺孕酮（LNG）替代了18-甲基炔诺酮、庚酸炔诺酮替代乙酸羟孕酮、壬苯醇醚替代烷苯醇醚］和剂型改进（OC薄膜包衣片替代滴丸）等。

1.我国现用和已经退市的短效避孕药具

（1）短效口服避孕药。如复方炔诺酮片（避孕药1号，1/4量）、复方醋酸甲地孕酮片（避孕药2号，1/4量）、复方LNG片、LNG炔雌醇片（三相片）、去氧孕烯炔雌醇片（妈富隆、美欣乐）、复方孕二烯酮片（敏定偶）、屈螺酮炔雌醇片（优思明）、屈螺酮炔雌醇片Ⅱ（优思悦）。

（2）速效口服避孕药（探亲药）。如醋酸甲地孕酮片。

（3）紧急避孕药。如LNG片（毓婷、诺爽、惠婷）、LNG肠溶片（丹媚）、米非司酮（司米安、后定诺、息隐、素米）。

（4）避孕针。如复方甲地孕酮避孕针（7300避孕针）、复方醋酸甲地孕酮避孕针（改良7300针、美尔依避孕针）、复方庚酸炔诺酮避孕针（炔诺酮庚酸酯）。

（5）外用避孕药。如壬苯醇醚避孕栓（爱侣栓、妻之爱、乐乐迷栓）、乐乐迷凝胶。

（6）避孕套。如男用天然乳胶避孕套、女用天然乳胶避孕套、女用聚氨酯避孕套、纳米银隐形避孕套（女用避孕泡沫）。

2.我国已退出市场短效避孕药具及其退市原因

（1）短效口服避孕药

复方炔诺酮片（避孕片1号全量、1/2量、1/8量、纸片型）：全量和1/2量不良反应和停用率较1/4量高；1/8量突破性出血较1/4量高。

复方醋酸甲地孕酮片（避孕片2号全量、1/2量、纸片型）、复方炔雌醇片（避孕片0号、纸片型）：0号片是将1号和2号片各取一半，以减少OC的不良反应，但研究发现，其不良反应未见明显改善，于2005年退出避孕药具政府采购计划。

复方炔诺孕酮片滴丸（复方18-甲基炔诺酮片/滴丸）：被左炔诺孕酮取代。

复方左炔诺孕酮滴丸：滴丸剂型被薄膜包衣片取代。

炔雌醇环丙孕酮片（达英-35）：国家食品药品监督管理总局认定该产品不能单独用于避孕，可用于有雄激素依赖症状且有避孕需求的妇女。

（2）速效口服避孕药（探亲药）

炔诺酮滴丸（天津速效探亲丸）、LNG片（LNG速效片）、炔诺孕酮片（速效18甲口服避孕片）、甲醚抗孕膜、复方双炔失碳酯（53号探亲抗孕片）。系统评估发现，探亲药避孕失败率较高，探亲避孕片1号和53号探亲抗孕片无可靠的临床试验资料；2005年政府不再采购53号探亲药21；2013和2014年政府避孕药具采购目录中探亲药仅剩醋酸甲地孕酮片。

（3）长效口服避孕药

炔诺孕酮炔雌醚片（长效复方18甲口服避孕片）、左炔诺孕酮炔雌醚片。系统评估发现，长效OC有效性较低，雌激素含量是短效OC 1个月炔雌醇合计量的4.8倍，长期使用危险性较高；2005年起，国家免费避孕药具目录不再包括长效OC；目前市场上仍可见含LNG和炔雌醚长效OC，如悦可婷。

（4）避孕针

复方己酸羟孕酮注射液（1号避孕针）、避孕栓（汞）、外用避孕片，1968年，1号避孕针投产，2005年退出国家采购计划，原因不详，可能因为己酸羟孕酮被庚酸炔诺酮替代。

（5）外用避孕药

外用避孕药膏、烷苯醇醚外用避孕药膜、壬苯醇醚外用避孕片（乐安醚）、壬苯醇醚避孕膜（乐乐迷避孕膜）。20世纪60年代我国开始生产外用避孕药（外用杀精剂），早期汞制剂（醋酸苯汞）避孕效果较差被淘汰，烷苯醇醚产品在1993年被壬苯醇醚避孕栓和凝胶全面取代。

（6）避孕套

生物膜避孕套：成本过高。

短效OC中的炔雌醇环丙孕酮片于1995年进入中国市场，2014年国家食品药品监督管理总局组织修订该药不能单独用于避孕，可用于有雄激素依赖症状且有避孕需求的妇女。当前，我国炔雌醇环丙孕酮片使用说明书中其适应证为"炔雌醇环丙孕酮片可用于口服避孕"，鉴于其所存在的风险，不宜将其作为OC常规使用。

2010—2018年，已婚育龄妇女综合避孕率从89.1%降至80.6%（见图6-1），其中，长效避孕措施使用率从2010年的80%降至2018年的63.6%，而短效避孕措施使用率从2010年的9.1%，升至2018年的17.0%，增长近2倍。

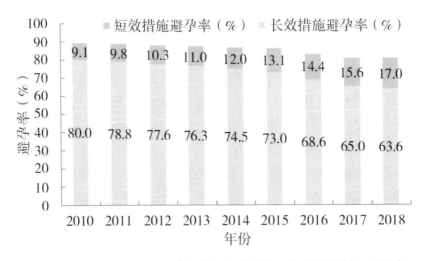

长效避孕措施：男女绝育、宫内节育器和皮下埋植剂；短效避孕措施：避孕套、口服避孕药、避孕针、外用避孕药、安全期和体外排精等

图6-1 2010—2018年我国已婚育龄妇女综合避孕率以及长效和短效避孕方法使用率

（二）短效避孕措施使用人数和构成比及其变化

从图6-2可见，近年来，SARC使用率的上升主要是避孕套使用增加的缘故，其构成比从2010年的8.9%升至2018年的19.6%。而口服和注射避孕药以及外用避孕药基本维持不变，以安全期和体外排精为主的其他避孕方法则从2010年的0.2%轻度上升到2018年的0.5%。

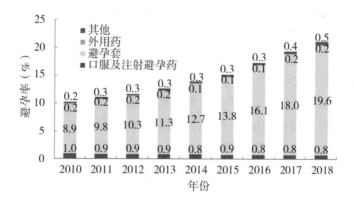

数据来源：原国家卫生健康委员会 2016 年和 2017 年《人口与计划生育常用数据手册》
《人口与家庭发展数据手册（2018）》

图6-2　2010—2018年我国已婚育龄妇女短效避孕方法构成比

由于我国人口基数大，尽管部分短效避孕药具使用率较低，但绝对数依旧不小。根据有关报道和数据推算，2001年我国使用OC的已婚育龄妇女为681万，2011年降至333万，2017年进一步降至177万；避孕套使用人数从2001年的1 127万升至2017年的3 891万；安全期和体外排精等传统避孕方法从2001年的40万升至2017年的80万。

但是，全国计划生育与生殖健康抽样调查结果表明，2001和2017年我国避孕套使用构成比分别为5.1%和29.1%，传统避孕方法构成比分别为0.8%和4.7%。两者均高于报表数据（2001年：避孕套4.55%，传统方法0.16%；2017年：避孕套18.0%，传统方法0.37%）。以全国抽样调查数据推算，2017年我国已婚妇女中避孕套使用者约6 597万，传统避孕方法使用者约1 073万，口服避孕药使用者约322万。抽样调查和报表数据差异的原因可能是因为

SARC使用者更容易在短期内更换避孕方法，以至于统计难度较大，安全期和体外排精等传统避孕方法易被认为未避孕。

（三）短效避孕方法使用的地理分布及其差异

以2010年和2018年全国31个省（自治区、直辖市）SARC构成比见图6-3。SARC的使用具有明显的地理差异，2018年SARC比例最高的前四位依次为北京（84.4%）、西藏（77.5%）、上海（59.4%）和天津（56.8%），其次是东部沿海地区，如山东、江苏、浙江和广东，中部省份普遍较低。图6-3中还可见，各省市自治区2010年和2018年SARC比例高度相关，两者相关系数达0.95。另一显著特征是各地2018年的SARC在避孕药具中的占比均显著高于2010年。以2017年各省人文发展指数（human development index，HDI）（以一地区平均预期寿命、婴儿病死率和识字率加权计算的一个指数，用以衡量不同地区经济社会发展水平的指标）为横坐标，SARC构成比为纵坐标制图（见图6-4），各省HDI与SARC构成比呈明显的线性关系，HDI越高的省市SARC构成比越高。

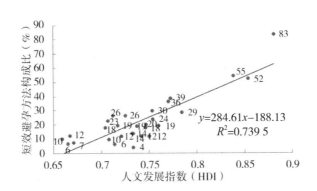

$$y=284.61x-188.13$$
$$R^2=0.739\ 5$$

图6-4　2017年各省HDI与2017短效避孕方法构成比的关系

（四）短效避孕方法使用比例与人工流产率的关系

一般人群中，长效避孕措施的有效性高于SARC。图6-5所示为2017年全国31个省（自治区、直辖市）（未包括中国香港、中国澳门和中国台湾地区数据）人工流产率与其SARC构成比的关系，可见，在省级层面，随着SARC构成比的增加，人工流产率呈增高趋势。SARC增加1%，人工流产率约增加0.06%。

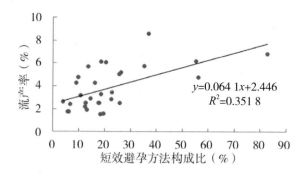

图6-5　2017年各地短效避孕方法构成比与其人工流产率（每100名妇女）的关系

（五）我国短效避孕方法应用存在的问题和建议

近年来，我国SARC使用率及其构成比呈快速上升的趋势，其主要原因是避孕套使用人数和比例的增加。根据2017年全国抽样调查数据估算，分别有约6 600万和1 000万人使用避孕套以及安全期或体外排精方式避孕。这两类方法在一般人群中的避孕失败率达10%以上时。这可能是为什么SARC比例高的省市自治区人工流产率高的原因。

与部分发达国家比较（见表6-4），我国的综合避孕率处于较高水平，从SARC具体种类看，我国OC使用率与日本接近，但远低于欧美主要发达国家。避孕套使用率远低于日本，略低于英国，但高于美德法。传统避孕法使用率远低于日本和英美法，高于德国。日本人青睐避孕套有较大的历史原因，OC和宫内节育器于1999年才被日本政府批准上市，这可能是日本避孕对象极度依赖避孕套的原因。虽然没有一种特定的避孕药具组合最理想，但避孕的主要目的是预防非意愿妊娠和人工流产。我国SARC，尤其是避孕套使用率快速上升，SARC构成比与省级人工流产发生水平有较大的相关性，在经济文化发达地区尤为突出。为保护妇女生育力和生殖健康，我国应该坚持倡导和推广长效避孕措施。

表6-1　中国与部分发达国家综合避孕率和短效避孕药具构成比（%）

国家	统计年	综合避孕率	避孕药构成比	避孕套构成比	传统避孕法构成比
中国	2017	84.5	1.4	29.1	4.7
英国	2008	84.0	33.3	32.1	9.5
美国	2015	75.9	15.0	16.7	10.8
德国	2011	80.3	52.7	14.3	0.1
法国	2010	78.4	46.7	8.9	7.3
日本	2015	39.8	2.3	77.4	16.8

　　需要指出的是，本文关于SARC的数据为已婚育龄妇女的数据，未婚女性和青少年数据极少。对人工流产女性的调查显示，未婚流产女性使用OC和避孕套的比例高于已婚女性，而年轻女性对坚持和正确使用SARC方法的依从性较低。有机构对国内口服避孕药的市场调查发现，各类口服避孕药中，紧急避孕药的市场份额最大，占比约70%，虽然不确定该结果的可靠性，计划生育专家普遍认为，口服避孕药中，紧急避孕药占比最大。年轻避孕者对紧急避孕药的误区还比较多，我国未婚青少年避孕服务、宣教和科学研究工作亟待加强。

三、哺乳闭经避孕法的护理

　　避孕是人们调节生育数量和提高人口质量的基本手段，产后哺乳期是妇女特殊的生理时期，妇女在分娩后，会有一段无排卵期，在这期间妇女不会怀孕，而哺乳期妇女会比不哺乳期妇女的无排卵期长。哺乳期妇女选择避孕的方法是一个重要问题，不仅要考虑到母体生殖系统的特殊生理状态，还要考虑到婴儿因素。虽然避孕方法有多种，但对哺乳期妇女而言均存在较大的缺陷。如果避孕方法选择不当将会直接影响哺乳期妇女的生殖健康，甚至还会影响到新生儿的生长发育。而生育后夫妇对产后避孕措施的知晓率很低，许多妇女虽然知道哺乳期需要避孕，但苦于缺少相关知识及正确的宣传指导而导致避孕失败，给新生儿和产妇的健康带来不必要的风险。何时以及如何进行避孕指导是产后避孕能否成功的关键。

（一）哺乳闭经避孕法的优点

哺乳闭经避孕法（lactational amenorrhea method of contraception，LAM）是一种借哺乳调节生育间隙和达到避孕目的的自然避孕方式。世界上目前有15个国家为使其避孕效果更趋完善而进行临床及实验研究。LAM既有利于婴儿的存活及健康发育，又有利于产妇产后身体健康的恢复，因而具有广泛的应用前景。

产后是落实避孕措施的关键时期，此时的妇女处于特殊的生理时期，虽然知道哺乳期需要避孕，但缺少相关知识及正确的宣传指导而导致避孕失败。无论自然分娩，还是剖宫产后1年内再孕，对哺乳期妇女带来的人流风险都相当大。健康教育作为护理干预的一种方式，能促进哺乳期妇女自觉地采用有利于健康的行为，保障LAM的有效实施，改善、维持和促进母婴健康。

LAM是利用母乳喂养来达到避孕的目的，既有利于产妇的身体健康的恢复，又有利于婴儿的生长发育，而且在计划生育领域也能取得相当可观的经济效益，应用前景相当广泛。LAM既然有许多优点，就应该研究并加以推广，并制订出切实可行的使用常规，严格执行。

（二）哺乳闭经避孕法的护理干预方式

在接受常规护理的基础上进行护理干预，有利于保证LAM的顺利进行。干预前护士对产妇的康复情况做出评估，根据评估结果确定干预方案，然后实施。

1. 护理干预的阶段划分

护理干预分两阶段完成，具体如下。

第一阶段：产后当天至产后5 d（产妇住院期间）。

（1）主动与产妇交流，认真聆听产妇的倾诉，根据产妇具体情况进行相应的母乳喂养健康教育，促使产妇完成角色转换，同时膳食搭配。

（2）解释产后妇女的特殊性及LAM优势所在。指导产妇关注避孕情况，记录母乳喂养的次数，母乳喂养的时间，出院后月经恢复的时间，再次妊娠的时间，是否应用其他避孕方法等。

（3）产后30 min即令新生儿吸吮产妇乳头，产后1 h再次吸吮，巩固吸吮反射，促进产妇泌乳；新生儿禁用奶瓶，哺乳前不进食；同时指导产妇哺乳姿势和挤奶的方法，每天用毛巾热敷双乳8 min，刺激泌乳反射，并由乳房根部向乳晕做螺旋式按摩；对于乳头凹陷产妇，应用手指将乳头拉出后捻转乳头，刺激泌乳反射。

第二阶段：产后6 d至产后6个月（产妇出院后）。

发放出院指导手册及母乳喂养的图文照片。进行母乳喂养知识和技巧讲座并通过发放宣传手册、宣传单等途径让孕妇及家属充分认识母乳喂养的好处，从而自觉实施有效的母乳喂养。乳房胀痛在产后1个月之内都可能发生，所以护理人员在产妇出院前应教会产妇及家属乳房按摩及湿热敷，指导合理饮食，按需哺乳及正确喂哺。研究者与产妇互留电话号码，便于有问题随时咨询，同时研究者每周电话随访一次，询问产妇及新生儿情况，介绍近期的状况。

2.护理干预措施

（1）心理干预。责任护士经常深入病房与产妇沟通，使其产生亲切感和安全感，建立良好的关系。全面了解产妇情况，做好心理疏导，给予心理支持，鼓励产妇表达内心的感受，再进行解释、安慰、指导、建议等，使其坚定母乳喂养的信心。

（2）信息支持。根据产妇的信息需求，由研究者给予一对一的指导，并制作信息手册提供相关信息，包括LAM方法、优点、必备条件及LAM运用技巧等资料，以增加产妇对LAM的了解。同时，给予产妇产褥期健康以及产后情绪调控指导、新生儿常规护理知识和母乳喂养指导等信息。

（3）乳房护理。研究者讲解并示范乳房护理方法，具体方法如下。热敷：先将长毛巾折成"8"字形，放入温度40～45℃的干净热水中，两手各持毛巾两端，将毛巾自水中取出拧干。用毛巾一角轻触乳房以测热度，若能耐受则将毛巾环形裹住乳房并露出乳头，热敷乳房，毛巾冷却后重复上述步骤。一侧热敷完毕换另一侧，双侧共持续5～10 min。

护理干预可以提高产妇对护理的满意度，增加了产妇的依从性，并且可以缩短开始泌乳的时间，增加泌乳量。通过加强对哺乳妇女乳房的护理，可以保持乳管疏通，促进乳汁分泌，指导产妇早哺乳。分娩后30 min哺乳，教会产妇正确的哺乳姿势，指导产妇每日哺乳6～10次，每次持续10～15 min，充分刺激乳头，建立神经内分泌反射，使乳腺小泡周围的肌上皮细胞收缩，喷射乳汁，保证乳汁分泌。部分乳房局部有肿块者，在相应乳管开口的乳头根部或乳晕部可触及小结节，通过对该结节进行捏拿、揉散，疏通该处输乳管窦，从而使得淤积的乳汁充分排出。保证母乳喂养的实施，促进LAM的有效进行。

第二节　避孕失败补救措施及护理

人工流产是避孕失败或者某种特殊情况下终止妊娠的措施，不是节育手段，国际人口与发展大会早在1994年明确指出："不应该把人工流产当作计划生育的方法。"

一、人工流产的危害

尽管目前人工流产技术相对成熟安全，但由于人工流产是一种有创性的操作，实施人工流产的过程中或之后，可能会引起一系列不良的生殖健康问题，甚至影响生育能力。有研究显示，无论是手术人工流产还是药物流产，均会引发多种并发症，如出血、感染、月经失调、宫腔粘连等，有时还会影响再次妊娠，甚至会导致继发不孕。

而人工流产特别是重复流产的并发症或后遗症，如不全流产、败血症、大出血、子宫穿孔或子宫撕裂等盆腔脏器损伤、慢性盆腔疾病、盆腔炎性疾病、输卵管阻塞和继发不孕症等，给妇女的身体、精神和心理造成了严重的危害，并给家庭、社会带来诸多不良影响。据报道，对于重复人工流产>3次的女性，并发症发生率高达34.62%；在继发不孕患者中，88.2%曾有人工流产史；经历过重复人工流产的女性在正常生育时发生流产的概率是无流产史者的2.5倍，早产率是曾有1次人工流产者的544倍。

二、意外妊娠女性流产后关爱（PAC）护理

世界卫生组织报告全球每年人工流产数为4 000～6 000万人次，全世界每5个怀孕者中，就有1人以流产告终。我国每年的人工流产已达1 400万，重复流产率达50%以上。意外妊娠为流产的根源。自19世纪90年代开始，流产后关爱（Post Abortion Care，PAC）成为国际上解决流产问题关注的重点。

（一）流产后关爱的需求分析

流产女性及其男伴对流产后关爱的需求主要为知识缺乏、人工流产选择和术后照护需求三大方面。

1. 知识缺乏

（1）诸多信息误导：所有受访的人工流产女性及其男伴是缺乏避孕知识的，对避孕工具的正确使用存在困惑。

（2）不了解人工流产对女性的伤害：人工流产虽是门诊小手术，但对女性身体会造成近期、远期不同程度的影响，特别是反复人工流产对女性身体造成的近期、远期并发症的具体内容并不知晓。

2. 人工流产选择

（1）选择人工流产的原因主要有两大类：一是没有生育计划；二是大部分受访者进行人工流产的原因是计划外受孕。

（2）对人工流产的伦理认识：大部分选择人工流产的女性及其男伴并不认为胚胎或者胎儿具有生命，缺乏对生命应有的敬畏感是人工流产频繁出现的关键思想因素。

3. 术后照护的需求

（1）期待家人尤其是男伴的关爱：所有受访者都希望得到家人的照护，特别是男伴的守护和在心理上的陪伴。

（2）期待专业人员帮助：有的受访者为了身体的康复、以后的优生优

育，希望能够得到专业人员的帮助。

（二）流产后关爱的护理干预措施

实施干预前建立医护结合型的研究团队，根据人工流产女性对流产关爱（PAC）的真实需求制订流产后关爱内容、服务流程并进行培训。

（1）设立1名专职咨询员，对其进行流产关爱（PAC）培训，培训内容包括PAC理念、避孕节育知识、各种避孕方法的使用以及咨询技巧等，并取得流产后关爱咨询资格证。

（2）设立独立的宣教室和咨询室，专用于门诊流产、避孕的宣教和咨询；配备避孕药具展示柜、免费提供避孕药具、带锁的咨询记录文件存放柜及专门的咨询随访电话等；制作宣教展板。

（3）根据质性访谈的结果完善《流产后女性健康关爱手册》的内容，内容涵盖流产的危害和可能的并发症、流产前后的注意事项、流产后再次妊娠的风险和反复流产的危害以及各种避孕方法及产品的优缺点、避孕原理以及使用方法、优生优育相关知识。

具体干预措施如下。

（1）人工流产前：有男伴陪同的邀请男伴共同参与面对面的咨询，了解本次流产的原因，流产女性及男伴对人工流产的认识、感受，对流产后的需求，以往避孕措施的使用情况以及下一步的计划，填写《流产后妇女调查问卷》，对回答错误的知识予以针对性讲解。根据访谈了解到的情况，明确流产后关爱的内容，制订个性化的关爱内容，如对避孕方法的选择存在疑惑的，详细讲解各种避孕方法的特点，并进行比较，协助其选择一项适合的并可以坚持使用的高效避孕措施；如对避孕措施的使用不积极，应详细讲解不使用避孕措施导致再次妊娠的高发生率，再次人工流产对女性身体的伤害；如有生育需求的建议使用高效的避孕药，高效避孕药对身体不会有伤害并在停药下个月即可怀孕。宣教内容包括：人工流产的危害和可能的并发症、流产前后的注意事项、避孕知识、优生优育内容，预约随访时间。

（2）人工流产当天：采用团体健康教育的方法，在宣教室集体宣教人工流产注意事项和流产后立即避孕的重要性和方法，免费发放图文并茂的《流产后女性健康关爱手册》。同时结合流产女性的身体状况、以往避孕经历、对生育的需求等情况，采取知情同意的原则选择一项乐于接受并能坚持的高效避孕措施。

（3）人工流产后随访：流产术后2周门诊复诊随访，1个月、3个月、6个月电话随访或者门诊复诊随访，由1名专职咨询员负责。

第三节　不孕症妇女的护理

一、不孕症妇女的情感分析

不孕症指夫妻双方正常性生活且没有避孕措施超过1年没有妊娠，其会对患者的家庭造成影响，甚至引起家庭关系恶化，从而对患者的生活质量造成一定的影响。而对女性身心健康造成影响的重要因素就是不孕症，较多数据显示，我国的女性不孕症患者发病率约为5%，其发生原因复杂，其中，首要因素就是妇科疾病。近年来，生活节奏变快，人们的工作、生活压力增加，促使不孕症患者比例逐渐增加。

（一）疾病本身带来的痛苦感受

1. 生理上的痛苦感受

多数不孕症患者对来医院复查与治疗产生恐惧心理，宫外孕手术、输卵管镜、宫腔镜等治疗与检查给患者身体带来较大的痛苦。多数个案谈到治疗护理造成的不适。

2. 心理上的痛苦感受

多数不孕症患者均有内心的痛苦。

（二）各种压力带来的痛苦感受

1.自身的压力带来的痛苦感受

自身压力的产生可能是因为对事物本身的理解造成的。过分夸大了事物的重要性和后果导致自身心理负担加重。多数不孕症患者感受到不孕带来的痛苦。

2.家庭的压力带来的痛苦感受

多数不孕症患者均感受到来自家庭中其他成员的压力，由此带来的痛苦，其中，来自公婆的压力是最大的。与她们的治疗年限有关，治疗时间越长，感觉来自这方面的压力越大。家庭中其他成员的理解与不理解均为患者带来心理压力。

3.周围环境的压力带来的痛苦感受

多数不孕症患者均感受到周围环境的压力为她们带来的痛苦。

（三）不孕症妇女内心对情感支持的需求

家庭、亲友、社会构成不孕症患者最直接的社会支持系统。她们尤其渴望得到配偶的理解与支持，配偶及家人的支持能减轻患者的负面情绪。一半左右的患者有心理落差的感受，多个患者谈到自己有不被重视的感觉，与患病初期家人、同事、亲友的关心、关注存在落差。

（四）对不孕症妇女的情感支持策略

1.尊　重

不孕症会使患者有在社会生活中失去尊严的感觉，她们会变得特别敏感。医护人员应尊重她们，保护她们的隐私，从而得到患者的充分信任。

2.倾　听

不孕会使患者焦虑不安，产生愤怒、悲哀、自怜等不良情绪，倾听能为患者提供适当的发泄机会。让她们谈论对不孕的想法及感受，使她们能理顺自己的情绪。

3.支　持

医护人员是不孕症妇女首次寻求帮助的对象，应为其提供良好的就诊环境，帮助患者寻找有效的情感支持。

家庭是不孕症患者缓解压力和减少负性情绪的重要场所。患者最渴望得到的是配偶与家人的支持。夫妇双方应加强沟通，共同分担诊治过程中的精神压力。提倡夫妇同治，能使患者的不良情绪得到缓解，精神上得到安慰。研究表明，感情好的夫妇，男方给出的精子质量较高，女方更易受孕。

长辈应转变世俗观念，多一些理解与支持，有利于减轻患者的精神负担。作为患者的朋友或同事，也应该科学认识不孕症，在给予她们同情时不过分关注，减轻社会舆论带来的压力。

二、不孕症妇女的心理护理对策

相关的研究显示，在不孕症的致病因素分析中，女性因素相对较高，最高为双方因素。当患者出现不孕症时，会出现焦虑等情绪，并且在使用药物治疗时由于治疗效果缓慢，会产生焦虑等消极的心理。如果在此期间，患者难以得到家属的精神支持以及语言鼓励等正面的激励，也会进一步对情绪造成影响。因此，在对不孕症患者进行治疗时，应该采用多种方式提高患者与家属对病症的认识，提高其治疗信心的同时，缓解消极心理，进一步起到提高治疗效果的作用。

不孕症主要有原发不孕与继发不孕两种类型。相关的研究表明，我国不孕症的发生概率较高，约有10%的女性受到不孕症的困扰，甚至达到15%。虽然在临床中不孕症疾病不会对患者的身体造成较大的影响，也不会对患者的生命安全产生威胁，但是由于不孕症的存在会对患者的家庭和谐与安定造成不同程度的影响，进而对患者的心理造成一定的压力导致消极心理的产生，在此基础上，对患者的生活质量造成影响，进一步可能引发心理疾病。在临床中，不孕症的治疗时间较长，这也加剧了患者的消极心理，甚至对患者的身体造成影响。因此，缓解患者的消极心理，提高患者的生活质量对于不孕症患者来说是非常重要的。

在对不孕症患者进行护理时，应当在常规基础上针对患者心理特点以及病症特点等加以心理护理。

患者出现消极心理主要是由于疾病的困扰以及对生活的信心减低，因此，在进行心理护理时，主要的护理方法为对患者进行开导，可以组织不孕症患者参加疾病知识宣讲会与讨论会，在对患者普及治疗方法与治疗效果等基本知识的基础上提高患者治疗的信心，并采用鼓励性的语言与患者沟通与交流，进一步促使患者积极主动地参与到治疗过程中，提高治疗的依从性。并且对患者的生活环境与工作的环境进行分析，探究其中导致患者压力加大的因素，并给予有针对性的措施排解，可以组织患者与家属参加各种活动以及其他感兴趣的事物，放松患者的心情并帮助不良情绪的合理释放。对患者进行生活的指导，促使患者改正不良的生活习惯与饮食习惯，将治疗的效果最大化，尽可能地缩短患者治疗的时间等。

研究分析发现，不孕症患者极易出现焦虑、紧张等消极的情绪，在对患者心理特点进行分析的基础上给予患者心理护理，可以有效地改善患者的消极心理与情绪，进一步促进患者健康生活，因此，可以向更多的不孕症患者推广。

第四节　辅助生殖技术及护理

一、辅助生殖技术的护理质量管理

1988年中国内地第一例试管婴儿诞生，为我国人类辅助生殖技术（ART）的发展奠定了坚实的基础。ART及其衍生技术经过了三十多年的快速发展，目前已经成为治疗不孕不育的有效方法之一，其涉及的领域非常广泛。由医学临床、实验室、护理三部门共同组成，部门间协调发展是ART有效实施的重要保障，而ART治疗过程复杂、时间长，护理人员频繁与患者接触，其工作任务繁重，护理质量将会对生殖中心临床诊疗效果产生直接影响。对不孕不育症的治疗，辅助生殖技术的优势得到了肯定，但能否取得理想的治疗效果，与护理质量有关，需要加大管理力度，使护理工作朝着现代化、标准化的方向发展。如何才能实现这一目标，护理人员面临着严峻挑战，结合临床护理经验，从工作制度的建立、人员的管理及仪器设备的管理等方面对辅助生殖护理管理进行探讨。

生殖医学是跨学科的边缘学科，生殖医学专科对护理人员的理论知识和综合素质要求较高，在本学科发展的过程中，护理承担着重要的岗位职责，其重要性日渐突出，内涵也越来越丰富。与其他科室门诊护理相比，辅助生殖护理的系统性与特殊性更强。

（一）建立健全相关规章制度

在对各项工作作出评价时，制度与规范成为重要的标准，能为各项工作有条不紊地开展提供保障，也是检查的依据，能督促护理人员增强工作的严谨性，避免出现差错事故。在制定规章制度时，一定要遵守伦理道德，将相关技术要求当成行为准则，不得有任何有违于人口及计划生育法规的条款，确保生殖中心护理工作的规范性与合理性。既要遵守卫健委的要求，也要考虑到本院的管理情况，把生殖中心医护人员的行为、手术室工作、消毒隔离、信息保密、自我检查、患者随访、病案管理、仪器设备使用等方面的内容全部提升到制度层面，使护理管理工作的开展更加规范，增强护理工作的持续性与有效性，使所有护理人员的工作做到有章可循。

（二）完善人员管理

1.完善专科护士管理

为了适应生殖医学专科的发展，必须严格执行专科护士准入制度，加强专科护理队伍建设，规范专科培训。创建科室护理即标准作业程序（standard operation procedure，SOP），配备数量充足的护理人员，为各个岗位制订职责，对工作流程进行精简、优化，对护理质量提出具体要求并设定审核标准。围绕质量管理定期召开会议，及时发现问题，应用PDCA循环的含义将质量管理分为四个阶段，即Plan（计划）、Do（执行）、Check（检查）和Act（处理）管理方法进行质量持续改进。由于生殖中心工作的特殊性和专业性，护理人员需要有扎实的理论知识和娴熟的技术，安排护士轮流讲课，加深对理论和技能的理解。组织大家积极参加科室的临床及实验室的业务学习及病例讨论，鼓励护理人员参加生殖技术学习班，同时选派护士到上级的大型生殖中心进行至少为期3个月的进修学习，内外结合，以便了解辅助生殖发展方向，更好地配合工作开展。安排新职工参加培训活动，争取在短期之内对ART规范与操作流程全面了解，快速适应岗位要求。

2.加强对患者的管理

除了加强健康教育的管理、诊疗流程管理之外，还要注意护患纠纷的预防和管理。结合实际工作情况，分析护患纠纷的产生原因、表现形式和发生时段，从根本上防范护患纠纷，措施包括：加强医德医风建设和树立良好工作作风，体现良好职业形象；增强法制观念；建立健全各项规章制度；加强专业基础知识、技能学习；认真执行查对制度；加强健康宣教等。

（三）加强贵重仪器设备、医用耗材及病案的管理

1.仪器设备管理

在实施辅助生殖技术过程中需要运用大批先进的精密仪器，其中相当一部分为进口产品，例如B超机、液氮罐、程序冷冻仪等。这些仪器设备价格昂贵，对使用者与维护者提出了较高要求，要安排专人负责，定期维护、规范记录使用情况。做好安全管理，发现问题立即解决，使仪器保持正常运行状态，避免出现故障。

2.贵重医用耗材管理

ART治疗较为复杂、特殊，需要使用大量一次性耗材产品，价格昂贵，因此，做好此类耗材的管理对辅助生殖技术工作至关重要。所以，手术时应做到无菌、无毒、无味及无过期的原则，放置点、品种数量、管理人员、库存盘点、采购等都应该提升到制度层面，确保耗材利用率。定期进行质控，特别注意防火、防盗工作，以保证患者安全。

3.病案的管理

人类辅助生殖技术病案管理中心从2012年5月开始对档案实行电子信息管理，这种新型的管理方法既能将与患者有关的信息及时进行存储，从而为信息使用者进行浏览与检索提供有利条件，又为复制病历带来方便，能及时准确地进行统计与分析，从而降低数据采集与管理人员的工作量，为医疗管理、课题研究、医学教学等提供了数据支撑，对临床治疗、试验、循证等起到了辅助作用，临床科研水平得到了有效提高。

（四）特色随访管理

随访工作是生殖中心的特色管理，是整个辅助生殖治疗周期中的一个重要环节，对提高生殖技术的质量、了解妊娠结局及子代发育的情况均有重要的意义。

护士要以电话的方式定期与患者交流，及时了解新情况，于移植胚胎后或者人工授精术后第14天抽血检测是否妊娠，若妊娠，在第30天、3个月、分娩时与患者进行沟通，了解其具体情况。受到多种原因的影响，随访应避免失败，这就需要患者留下真实的联系方式，要注意三点：第一，地址和电话要准确无误，要对患者的有关证件进行扫描，根据情况需要决定是否扫描户口本；第二，与患者进行沟通，让其了解留联系方式的意义；第三，在随访时护士要再次与患者进行沟通，确保各种信息的准确无误。

综上所述，通过不断完善科学有效的护理管理，不断提升护士自身修养和知识含量，从而加强护理队伍建设，使护理及管理水平不断改进。

二、辅助生殖技术中基于移动平台的情志护理模式

不孕症（infertility）是指夫妻同居1年以上、有正常性生活、未避孕而未曾受孕，根据妊娠情况可分为原发性不孕和继发性不孕。有数据显示，目前不孕不育夫妇群体占已婚群体的8%～17%左右，并有上升趋势，这就意味着一部分已婚夫妇将面临生育问题，使不孕不育夫妇承受着极大的心理压力，甚至引发离异、婚外恋之类家庭乃至社会的问题。研究表明，不孕不育夫妇通过各种治疗后仍未生育的情况下，为了使女方怀孕，不得不依靠辅助生殖技术来达到妊娠目的。辅助生殖技术（ART）是指采用医疗辅助手段使不孕不育夫妇妊娠的一组方法，现行技术主要包括人工授精、体外受精、试管婴儿等技术。

目前ART技术是治疗不孕症的重要手段，但临床研究表明，受多种因素影响，不孕症患者多存在较为严重的焦虑抑郁等不良情绪，不利于ART治疗技术的开展，最终影响妊娠结局。中医理论指出，人体的七种情志，如过度

抑制或兴奋,都将造成人体阴阳失调、经络阻塞、气血不足、功能紊乱。不孕症患者常表现为气机郁滞、情志不舒、情绪不宁、心情抑郁等,很大程度上影响患者受孕效果。情志护理是指以中医基础理论为指导,在护理过程中注重观察患者的精神状态和情志变化,以良好的护患关系为桥梁,改善和消除患者的负性情绪,从而达到治疗和预防疾病的一种护理方法。同时,随着现代科学技术日新月异,以移动平台为媒介的护理方式已经成为一种新型护理手段,具有效率高、个性化服务多和成本低等优点。

常规护理干预包括:开展心理辅导;给予超促排卵护理,进行治疗前准备;治疗中指导患者配合医生取卵、胚胎移植、手术取精子等;治疗后,进行取卵后护理、胚胎移植后护理、心理护理及并发症护理等;治疗期间对患者进行常规健康教育,包括不孕症门诊介绍、辅助生殖技术治疗介绍、治疗过程以及用药注意事项等内容,对患者存在的疑问进行专业解答,消除患者疑虑,使其可以积极配合治疗。

基于移动平台的情志护理模式干预,具体方案如下:

1. 成立基于移动平台的情志护理模式干预小组

选取1名护士长、4名责任护士以及1名主任医师、1名心理辅导师组成基于移动平台的情志护理模式干预小组,由护士长任小组长,制订相关护理任务,明确小组成员职责及工作内容,同时组织学习相关辅助生殖技术治疗护理干预及情志护理模式知识并进行考核。小组成员在查阅大量国内外文献,咨询相关专家意见并进行筛选的基础上,结合临床实践经验最终确定基于移动平台的情志护理模式内容,主要包括基于网页平台和微信平台下的情志护理。方案实施后每周进行1次组内交流和讨论会,并根据方案实施过程中遇到的问题进行讨论并给出解决方案,从而不断完善该方案。

2. 移动平台

(1)QQ平台。即申请一个QQ运营账号,患者通过账号或二维码进行添加。利用QQ平台中的QQ空间,将相关内容分为简介、学习园地以及自我评估三个部分。其中,首页信息主要由不孕症发病因素、治疗手段、注意事项等内容组成;学习园地主要内容有辅助生殖技术的治疗过程、操作方法、取得的疗效以及治疗后注意事项等;自我评估是在护理干预后患者进行的自我评估,针对存在的问题进行针对性辅导干预;患者定期访问QQ空间,以获取有效信息。

（2）微信平台：小组注册微信公众号"辅助生殖技术情志护理平台"，向患者讲解通过微信搜索或扫描二维码添加公众号。微信公众号内容主要以文字、图片和视频等形式呈现，小组通过平台及时更新相关资讯；小组成员进行24 h信息收集和反馈模式，确保可以及时回复患者信息；同时定期分享辅助生殖技术治疗的相关注意事项，并分析患者的心理特点，提供针对性的调节方法。

同时组建互助微信群，分享相关知识，以及鼓励患者互相分享治疗过程中的心得体会，并获得信息支持；将心中不愉快的想法和感受进行倾诉，释放压力，并可以在群内互相探讨，提供有效的应对方式；针对焦虑、抑郁程度较重的患者，心理辅导师需进行私下辅导和交流，动态评估患者心理状态，并根据患者实际情况逐步进行心理疏导，教会患者进行自我调节的方法和技巧，如冥想、转移注意力或深呼吸等。同时对患者存在的不良生活习惯要及时予以纠正，戒烟戒酒，加强锻炼，增强身体抵抗力，为受孕做好准备。

目前，临床上对于辅助生殖技术治疗的不孕症患者更多侧重于常规健康知识宣教，而忽略了患者在接受治疗过程中的心理需求和变化，导致无法及时了解患者心理状态并给予疏导。本研究将基于移动平台的情志护理模式干预应用于辅助生殖技术治疗的不孕症患者的护理中，通过移动平台组建微信公众号和微信群等，针对性地对患者进行中医情志护理干预，可有效缓解患者负面情绪，提升幸福感和依从性，最终提高妊娠率。实施以移动平台为媒介的情志护理模式干预后，要注意关注患者情志变化，进而改善和消除负面情绪。

中医理论指出，情志是指人的意识、思维、情感等精神活动，人的情志对身体健康及疗效都有着极为重要的影响。因此，情志护理可有效改善患者焦虑状态；基于移动平台的情志护理模式改善了患者焦虑情绪，同时现阶段随着现代信息化技术的发展，移动平台具有及时、方便、简单等特点，患者可较为全面地掌握疾病和治疗手段，意识到情志变化对妊娠结果的重要影响，患者可积极面对疾病和配合医生治疗，妊娠率大大提高，患者及家庭负担减轻，总体幸福感增强。

综上所述，基于移动平台的情志护理模式干预可显著降低辅助生殖技术治疗的不孕症患者的焦虑情绪，增强患者总体主观幸福感，有效地提高妊娠率，对患者获取良好妊娠结局具有重要意义。

三、辅助生殖技术中联合应用优质护理及心理干预

近几年，人们的生活节奏变快，工作、生活压力越来越大，外加环境污染，导致不孕症患者比例越来越高。不孕症指夫妻同居时间超过1年，正常性生活没有避孕措施却无法妊娠，此类患者是特殊的群体，容易受到社会、家庭或配偶的压力，因此，承受的痛苦较大，需要通过辅助生殖技术妊娠。

辅助生殖技术即人类辅助生殖技术，主要通过医疗辅助手段人工处理不孕症夫妻的精子或卵子，使女性怀孕。主要包含人工授精、体外受精以及胚胎移植等技术，可以有效帮助不孕症患者成功受孕，但开展时容易因治疗费用、治疗时长等引发不良情绪，对妊娠结局造成影响，因此，治疗中需要给予有效的护理，改善其不良情绪。优质护理将患者作为中心，强化基础护理，并将护理责任全面落实，充分提高护理的水平、质量，从而提高满意度；心理干预可以减少患者的心理压力，保证妊娠的顺利进行。

这里主要探讨辅助生殖技术中应用优质护理+心理干预的效果。

常规护理，即常规的创建健康档案，监测其排卵、体温情况，改善其不良生活习惯，保持诊疗环境良好。

在常规护理基础上应用优质护理+心理干预，具体操作如下。

（1）创建优质护理+心理干预小组，护士长为组长，护理人员为组员，有专科的心理医师培训，包含护理措施、心理护理技巧等，所有人员均考核通过后上岗。

（2）术前护理

①通过影像学视频、健康教育手册等告知患者辅助生殖技术、不孕症的相关知识，列举成功的案例，强化患者的治疗信心。同时鼓励患者多参与健康知识讲座，告知良好心态的重要性。积极和患者进行沟通交流，鼓励其表达自己真实的内心想法，护理人员耐心倾听患者，针对性给予心理安慰，用

良好心态面对治疗，沟通中需要保证态度和蔼、亲切，以获得患者的信任，从而了解其真实的心理变化。

②术前如果需要应用促排卵药物，需要密切观察有无不良反应，指导患者多食用富含维生素或优质蛋白的食物，适量补充微量元素。

（3）协助患者和家属完善相关检查，同时告知检测的重要性，用以提高配合度。术前3 d禁止性生活，并清洗阴道。手术当天留取丈夫的精液。

（4）治疗时，选择整洁、安静的病房，并通过温柔的行为和语言保证患者的心态良好，全身放松。护理人员要全程陪伴在患者身边，协助医生去除成熟的卵子或注射精液，人工授精后，告知患者应抬高臀部，休息30 min左右后离开手术室。

（5）术后护理，及时告知患者疾病的变化或治疗进展，针对性格较为内向的应着重告知已解决的问题，针对乐观的患者告知疾病进展、可达到的效果避免其过度担心。

①针对人工授精的患者，术后遵医嘱给予促排卵药物和黄体酮，告知其多休息，不能剧烈运动，注意天气变化，避免感冒，术后14 d需要复查，看有无成功妊娠。

②针对体外受精–胚胎移植患者，需要从活体内取出精子和卵子，通常受精后12～18 h即会形成受精卵，之后进行培养，取卵2～6 d内，在宫腔内移植入受精卵，并给予人绒毛膜促性腺激素治疗。移植14 d后给予妊娠实验，明确有无妊娠。

目前针对不孕症治疗的首选方法就是辅助生殖技术；随着医疗水平和技术的提高，辅助生殖技术也得到发展，在不孕症的治疗中广泛应用，且取得了满意的效果。通过体外受精、人工授精、胚胎移植等技术使不孕症患者妊娠，如今此技术已逐渐成熟，临床中已帮助较多的不孕症患者顺利妊娠，总体效果较好，为不孕症患者的家庭带来希望。

但不孕症患者容易受到社会、家庭或配偶引发的压力，因此，心理压力较大，且许多患者不了解辅助生殖技术，或部分患者接受数次治疗后仍无法受孕，外加辅助生殖技术的治疗时间较长，环节较多，患者容易产生焦虑、抑郁等不良情绪，使辅助生殖技术的治疗效果受到影响。相关实践应用统计发现，超过69%的妇女在进行辅助生殖技术治疗时有焦虑心理。另有研究指出，不良情绪会对妊娠的顺利进行造成影响，还会降低患者的治疗依从性，影响辅助生殖技术的应用效果；因此，针对不孕症患者治疗时给予有效的护理和心理干预对于保证顺利治疗意义重大。另外，由于辅助生殖技术环节较多，治疗时间长，需要患者有较高的配合度，因此，优质护理的实施对治疗的整个过程和治疗效果均有积极意义。

优质护理是新型且科学的一种护理模式，主要是将患者作为核心进行护理，强化基础护理，全面落实护理责任制，同时要护理人员不断提高自身的专业技术和职业素养，从而有效提高科室中的护理质量，不仅可以使患者获得优质、专业的护理服务，还可以有效改善治疗效果。其不管是在医疗行为还是思想观念方面，均有较大的更新和完善，从而有效满足不孕症患者的生理、社会、心理需求，提高其满意度，降低护患纠纷、医疗事故的发生率，并保证患者就诊的安全性、有效性以及正规性。通过优质护理还可以强化患者自身的调控意识，提高其自我管理能力。心理护理干预即充分关注患者的心理活动，以改善其紧张、焦虑、抑郁等不良情绪，从而促进其心理健康。通过有针对性地培训护理人员，可以提高其护理能力以及对心理学技巧和知识的掌握，通过健康教育提高患者对护理、疾病的认知，有利于提高其治疗的自信心和治疗、护理的依从性。通过心理干预可以减轻患者的心理压力，避免患者过度担心病情，通过合理的膳食指导以及运动指导，可以提高患者的身体素质，加快机体的生理代谢，从而提高受孕概率。临床实践证实，不孕症患者辅助生殖技术中应用心理干预+优质护理，可以有效提高其妊娠率。

心理干预+优质护理的应用，可以有效改善患者的不良情绪，提高治疗信心，从而提高治疗和护理的依从性，有利于妊娠率的提高。患者保持良好的心态治疗，不仅有利于其生命体征的平稳，还可以提高治疗、护理依从性，以及治疗效果。另外，心理干预+优质护理的应用不仅可以提高患者的妊娠率，还可以提高其满意度以及预后生活质量。

综上所述，辅助生殖技术联合应用心理干预+优质护理效果较好，可以有效改善患者的焦虑和抑郁情况，提高治疗和护理的依从性，同时可以提高患者的妊娠率和满意度，有利于提高生活质量，值得推广和应用。

第七章　妇产科常用护理技术

妇产科作为临床医学的四大主要学科之一，由妇科和产科两个部分构成。基于妇产科自身的特殊性，其开展护理工作相对其他科室难度较大，存在更多的潜在风险因素，需要医护人员更加注重患者护理层面的需求。

第一节　阴道灌洗及冲洗

中医学对于带下病的外治法有着悠久的历史，早在汉代张仲景的《金匮要略》中就提到，用巩石丸纳阴中，以蛇床子散坐药治疗带下病。虽张仲景对于治疗带下病的外用方不多，但记载颇为详细。此后历代医家均有广泛运用，采用辛温燥湿、杀虫止痒之外用药，以阴道给药、外洗、外敷、灌肠、外熏等外治方式治疗带下病，疗效均较为满意。中医外治法是药物从皮肤、黏膜直接吸收，而不经过胃肠道等复杂的消化系统，直接作用于发病局部而起作用，其目的性强，起效也较快。阴道灌洗法是中医妇科外治法不可或缺的一部分，是治疗带下病的一大特色，其疗效确切，不容置疑。

现代医学对于阴道炎的治疗以口服药物，局部给药或冲洗为主。口服药物时，需经过胃肠道消化系统，易引起一些恶心、呕吐、食欲减退等不适，或出现中枢神经系统症状，如头痛、眩晕、感觉异常等。阴道局部给药时，药物与阴道的接触面不充分，很难达到最佳治疗效果。而阴道灌洗法以无不良反应，简便易行，清洁彻底等优点，已成为现代医学治疗阴道炎的一种趋势。

目前对于细菌性阴道病的治疗主要是遵循恢复阴道内微生态环境的平衡及杀菌的原则。中医学理论以整体观及辨证论治为特点，中药既能调节整体机能，又能根据患者的具体情况辨证论治，充分发挥了中医同病异治的特色。现代药理研究表明中药不仅能抑制不同种类微生物生长繁殖的作用，还能扶持正常阴道内优势菌，与其他致病微生物形成拮抗作用，重建阴道正常微生物的平衡状态，改善全身及局部症状。运用阴道冲洗器灌洗阴道，使中药汤剂直接与阴道黏膜接触，起效快，清洁彻底，无明显不良反应，故值得被推广。

运用阴道冲洗器以阴道灌洗疗法治疗阴道炎，能充分地使药物与阴道黏膜接触并吸收，见效快捷，对机体内环境影响较小，是一种非创伤性的治疗方式。科室的DT-8A型号阴道冲洗器以中药液直接冲洗外阴、阴道进行灌洗，而达到治疗细菌性阴道炎等病症的目的。

中药液约1 000 mL，倒入按常规操作消毒后的阴道冲洗器内，以脚踏及手持阀门调节冲洗压力，最终达到彻底清洁目的。

第二节　会阴湿热敷

会阴损伤包括会阴裂伤、阴道口裂伤、肛门括约肌裂伤，重者可延伸至直肠壁，引起大便、肛门气体失禁，临床多因分娩过程处理不当而引起，偶有外伤所致，严重影响产妇的日常活动及生活，而在产程中恰当地保护会阴，可降低会阴损伤的发生率。作为自然分娩过程中常用手术之一，在生产过程中通过会阴侧切技术可以有效预防早产儿颅内出血和孕妇会阴严重裂伤，但术后伤口疼痛和会阴水肿是常见的并发症，若治疗不及时，造成切口感染，会给产妇带来极大的痛苦。按照《妇产科护理学》的方法执行会阴切开及缝合，要求侧切伤口长度控制在3～4 cm左右。

一、湿热敷治疗会阴水肿的疗效

（一）硫酸镁湿热敷配合紫外线照射治疗会阴水肿

在产妇的生产过程中，阴道分娩的时间较长，胎头会对会阴造成一定程度的压迫，使会阴部发生水肿、疼痛，或会阴侧切、裂伤缝合术后由于局部血运丰富易致充血、水肿。水肿影响局部组织细胞代谢，导致细胞营养障碍，抵抗力减弱，容易发生感染，而且修复力弱，创口不易愈合。会阴部的损伤常可致会阴水肿多由以下几个方面原因引起。急产时会阴保护不当导致产道裂伤，为缩短第二产程行常规会阴侧切术，胎头过大或宫缩乏力致会阴长时间受压等。水肿组织会压迫周围神经而引起疼痛，产妇因惧怕疼痛就会影响产后下地活动时间及坐位母乳喂养影响产后子宫恢复及伤口愈合。此时可以实施硫酸镁湿热敷配合紫外线照射，从而显著改善会阴水肿，加速伤口愈合。

治疗室应保持空气流通，室温保持在24℃左右。

患者取舒适体位，臀下垫一次性纸巾。治疗中暴露治疗部位先予苯扎氯铵擦洗会阴，擦干后用碘附严格消毒，然后将消毒纱布用温热的50%硫酸镁浸湿后拧干至不滴水，紧贴皮肤敷于会阴水肿部位。治疗过程中随时观察皮肤颜色及纱布温度，必要时更换。全程无菌操作。治疗从产后当天开始，时间为30 min，每日1次。之后用紫外线照射会阴水肿部位，时间为30 min，每日1次。观察患者自觉症状外阴水肿消退情况。

助产时常规会阴侧切损伤、急产时会阴保护不当裂伤均易引起组织炎性水肿；宫缩乏力、胎头过大等因素导致胎头长时间压迫会阴部，使组织缺血缺氧也会引起水肿。

硫酸镁的Mg^{2+}、SO_4^{2-}均为强极性物质，能吸收水分，Mg^{2+}还能使血管扩张，从而消肿。NaCl是强电解质，在水溶液中全部电离成Na^+和Cl^-，10%

NaCl溶液其渗透压力3 705 mmol/L，比50％硫酸镁的渗透压3 408 mmol/L 高出近300 mmol/L，其吸收水分能力更强，消肿更快；钠离子进入组织后使神经细胞超极化，其兴奋性降低，痛阈升高，从而缓解疼痛。NaCl常用于洗涤黏膜和伤口，能防止局部感染，促进伤口愈合。故会阴水肿应用10％ NaCl 溶液湿敷比50％ MgSO$_4$效果更好。同时更能节省材料的消耗，避免浪费劳力，明显减少护理人员的工作量。

硫酸镁湿热敷配合紫外线照射能显著改善会阴水肿，减轻疼痛，加快伤口愈合。治疗前应向患者做好相关知识的讲解工作，取得患者的信任，从而在心理上接受、行动上配合治疗，以便达到事半功倍的效果。

（二）硫酸镁湿热敷配合红外线照射治疗会阴水肿

红外线具有显著的热效应，当身体组织受到红外线照射时，局部温度升高，扩大毛细血管的管径，加快毛细血管内的血流速度，改善局部供血；同时加快了产妇水肿部位代谢产物和炎性渗出物的排泄，加速血管壁创面愈合。红外线照射还可以有效地保持硫酸镁湿热敷的温度和湿度，从而增强硫酸镁湿热敷的疗效。

采用红外线照射联合硫酸镁湿热敷治疗的产妇会阴水肿的治愈率远高于单用硫酸镁湿热敷者，说明通过采用红外线照射联合硫酸镁湿热敷治疗，可使会阴部水肿消失、硬结软化及渗液吸收，能够显著地达到抗感染、消肿、止痛及加速创口恢复的作用，从而减轻了产妇的疼痛，使得产妇的身体及心理都得到了良好的恢复。

（三）大黄芒硝配合红外线湿热敷治疗产后会阴水肿

随着人们生活质量的提高，巨大儿的增多，临床上大部分顺产产妇需做会阴侧切术，少部分急产妇在生产过程中可出现会阴撕裂伤，易引起会阴部水肿。水肿时组织张力增高，可压迫神经末梢引起局部疼痛。会阴部的疼痛、水肿可增加产妇心理负担，直接影响产后日常活动、母乳喂养、子宫复旧及会阴伤口的愈合。因此，有效治疗和护理产后会阴部水肿是临床护理工作中的重点。

大黄芒硝研末后与凡士林软膏搅拌，经高压后外敷联合红外线照射治疗。产后24 h常规冲洗消毒外阴后，暴露会阴，两腿屈曲分开，将药膏均匀涂抹于伤口及周围水肿部位，用灭菌纱布覆盖并固定以免外漏，再进行红外线照射30 min灯距以患者感觉温热为宜，一般30～50 cm。待冷却后取下无菌纱布并清洁外阴，每天2次。治疗期间保持外阴清洁、干燥，注意不要移动患者，以免烫伤；并随时询问患者感觉，观察局部皮肤反应。

硫酸镁湿热敷应用于产后会阴水肿具有一定的消炎去肿治疗作用，但对重度水肿的疗效，部分患者并不理想。

大黄芒硝联合红外线照射主要是利用物理热量与中药结合作用于肌肤，使毛细血管扩张，血流加速，达到消炎、消肿、止痛，促进伤口愈合的目的。用药后会阴水肿消退效果明显，产妇不适感减轻，及时进行母乳喂养，减轻产妇经济负担。因此，中西医结合，促进血液循环，减轻炎症反应，减轻血管内皮损伤，从而减轻水肿，缓解疼痛，且该操作简单、费用低廉、使用安全，患者易于接受，有较高的临床应用价值。

二、冷热敷在会阴侧切术后护理过程中的应用

自然分娩会阴侧切缝合术后切口会出现疼痛、充血、肿胀，一般疼痛3 d后缓解，轻度肿胀产后2～3 d自行消退，但在这期间产妇因疼痛不愿早期起床活动，不利于恶露排出，同时疼痛影响母乳喂养，不利于乳汁分泌和子宫复旧。

统一采用阴部神经阻滞麻醉行会阴侧切，按常规方法缝合。会阴侧切口个体护理过程，产妇用碘附稀释液擦拭会阴，2次/d，并于产后立即使用一次性冷敷垫，覆盖会阴伤口，时间达30 min以上，产后48 h用一次性热敷垫，在冷敷、热敷8 h后观察切口肿胀、疼痛程度，并做好记录。

按摩热敷可有效促进血液循环，减少疼痛，但临床关于按摩热敷应用于产妇分娩中减少会阴损伤的报道较少。给予产妇产前会阴部常规消毒处理及分娩健康指导，指导产妇有效地进行呼吸训练，如宫缩时嘱产妇吸气—呼气，进行深呼吸，宫缩间歇期指导产妇吸一口气后准备用力，进行上述指令停几秒后再反复，并予以胎心监护仪观察胎心情况。在此基础上给予按摩热

敷会阴。采用38～40℃（以产妇感觉舒适温度为宜）温开水将消毒毛巾浸湿后拧半干，将毛巾折叠覆盖于外阴处，热水袋中加入60～70℃温水，消毒后置于湿毛巾外并进行包裹，使会阴温度维持恒定。若产妇感觉热敷温度不足时，可将毛巾于38～40℃温开水中重新浸湿拧至半干。于宫缩间歇期在会阴部轻柔按摩，每次3 min，力度以产妇可耐受为宜，胎头拨露后撤除热水袋，会阴部露出阴道口，两侧置毛巾，继续湿热敷加按摩。

在观察产程中，正确了解胎位、先露部位情况、估计胎儿大小、防止急产均较为重要，产妇在分娩过程中，助产士对产妇会阴部予以保护，可减少会阴部发生不同程度撕裂伤的风险，避免子宫发生后遗症，如脱垂、大小便失禁等。但在会阴侧切时，仍会因操作者操作技术不够熟练、产妇配合度差等原因对会阴造成一定损伤，出现Ⅲ度裂伤。第2产程胎头着冠时易发生会阴Ⅲ度裂伤，故产妇症状亦有轻重之分。

产妇在分娩过程中予以按摩热敷会阴，可提高会阴完整率，降低会阴裂伤及侧切率，改善第二产程疼痛程度，值得临床使用。产妇会阴撕裂后伤口边缘整齐度较差，不仅会延长产妇会阴伤口愈合时间，且极易形成瘢痕。若在分娩时，及时进行会阴侧切术，可避免以上情况的发生。

从生理学角度分析，热敷可减少致痛物质对局部的刺激，加快血液流动，扩张血管，增加胶原纤维伸展性。在产程中热敷按摩会阴可促进会阴部水肿吸收，减轻损伤组织炎性反应。另外，根据疼痛产生机制（闸门控制理论），当个体感觉接受适度或过量刺激，脑干会传出冲动关闭闸门，抑制传送疼痛，故利用热敷、按摩等刺激，可减少疼痛感。另外，热敷、按摩能使产妇分散注意力，减轻心理压力，提高痛阈。热敷按压还可增强皮肤弹性，减少会阴裂伤及侧切率，保持会阴完整性，尤其对于会阴组织较厚者，热敷可增加皮肤肌肉伸展性。

第三节　宫颈上药

采用传统的宫颈上药方法进行上药，即用棉签将药粉涂抹或抛撒在宫颈创面上。患者取膀胱截石位，用窥阴器暴露宫颈后，用妇科大头棉签蘸取药粉，涂抹于宫颈创面或抛撒在创面上。所有患者的宫颈上药均由指定护士操作。

以药物覆盖创面所占面积比来确定上药准确性，一次宫颈上药准确性分为三个等级：

低：上药范围占宫颈创面1/2以下；

中：上药范围占宫颈创面1/2～2/3；

高：上药范围占宫颈创面2/3以上。

宫颈电热圈环切术（LEEP）能克服传统治疗方法的不足，LEEP在治疗过程中患者感觉不到疼痛，手术更不会留下难看的疤痕，并且能够比较好地避免出血或感染等其他并发症。术后常需在手术创面喷洒止血药，如云南白药、呋喃西林粉等。但由于宫颈解剖的特点，传统的宫颈上药方法操作时间长、烦琐，浪费药粉，一次性上药准确性低。

对LEEP术后患者宫颈上药方法进行改进，即采用橡胶吸球方法行宫颈上药，并与传统的上药方法对比，人均上药操作时间及所需药粉量均明显降低。此外，在一次上药准确性方面明显提高，吸球能使药粉均匀地喷洒在宫颈创面上，且喷洒的范围较大。因此，我们认为使用橡胶吸球进行宫颈上药的方法，操作简单，易于掌握。由于吸球是通过压力作用将药粉喷洒在宫颈上，与宫颈不直接接触，克服了传统上药方法因棉签涂抹接触患者创面引起的疼痛及创面的出血。此方法具有取材简单、省时、省药、操作简便、上药准确性高的优点，值得在临床推广。

第四节　产后乳房护理

母乳作为天然食物，对婴儿生长发育具有明显促进作用，可使新生儿得到充足的营养补充，增强婴儿抵抗力，提高免疫力，有效预防疾病发生，对于新生儿健康成长意义重大（见图7-1）。因初产妇对婴儿进行母乳喂养时缺乏经验，若产妇不能良好泌乳，或是未合理喂养，极易导致婴儿生长发育受到不良影响，容易引起并发症。而且有的初产妇会在产后出现乳房胀痛、乳腺炎症等症状，承受较大的痛苦，导致婴儿哺乳喂养受到不良影响，所以产后实施合理的乳房护理具有重要意义。

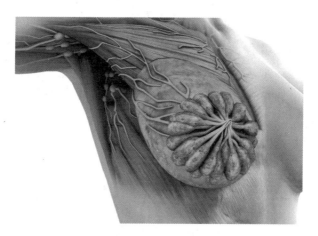

图7-1　乳房内部结构

一、产后乳房常规护理

产后乳房护理是针对产妇乳房乳汁分泌不足、乳头皲裂、扁平等问题所做的护理工作。进行产后乳房护理，可以促进乳房内乳汁分泌，使婴儿可以喝到安全、足够的母乳，增进母婴之间的感情；在解决乳房问题的同时，还可以对乳房进行保健，达到美胸、美体的作用，使产妇保持好心情，并把好心情传达给婴儿以及家庭；通过乳房护理，可以加速胸部的气血循环，从而带动全身气血，帮忙调解心率，增加肺活量；使用专业按摩护理，不仅可以使子宫收缩，恶露早日排除，还能促进体型恢复正常，降低乳腺疾病发病率。

（一）早接触、早吸吮

产妇娩出胎儿后，在30 min内让婴儿与母亲进行接触，让婴儿吃奶，熟悉母乳的味道，早吸吮可使产妇体内催乳素浓度达到最高，促使子宫收缩，使产后子宫出血率减少。

（二）正确的哺乳姿势与方法

产妇可以根据自身情况选择正确的哺乳方法，坐式与环抱式是常见的喂养姿势，采取坐式哺乳时，在腿上放一个枕头，在旁边放一条板凳，一只脚踩，将婴儿头颈部用手固定在肘部。当婴儿在吸吮一侧乳房时，要用吸奶器吸尽另一侧乳房，保证两侧乳房大小一样。帮助婴儿含住全部乳头与周围乳晕。

（三）退　乳

退乳有两种方式：一种当哺乳时间可以达到正常断奶时期，减少母乳喂养，使用自然退乳方式；另一种是因产妇患有其他疾病或因特殊原因要临时断奶，则使用人工退乳方式。

自然退乳是逐渐减少喂奶的次数，缩短喂奶时间，以汤汁及下奶食物进行喂养。人工退乳则是使用药物以减少乳汁分泌的方法。

（四）卫生护理

在进行正常哺乳后，用温水清洁乳头与乳晕，避免接触刺激性物品，禁止使用酒精、香皂之类化学用品擦拭乳头，否则乳头会发生皲裂。孕妇皮质腺分泌旺盛，可使用消过毒的植物油涂抹在乳头上去除积垢，再使用温水冲洗。

二、产后乳房护理对初产妇产后泌乳及并发症的影响

在产妇生产后，因各种因素影响，产妇奶量少或无奶，而改用人工制成的奶粉进行喂养。由于大多数产妇对乳房护理知识不清楚，常会发生乳头皲裂、乳汁分泌不足等情况，均会导致产妇放弃母乳喂养。如今，随着医疗技术不断进步，乳房的护理方式也随之改进，医护人员会在产妇进行分娩前对其展开乳房保健知识宣教。为促进婴儿健康成长应尽量进行母乳喂养，有效的护理方式可以使产妇有足够的乳汁喂养婴儿。如何进行有效的产后乳房护理，一直是所有产妇关注的重点。

在产后采取常规产科护理，包括产后母乳喂养指导、产褥期并发症预防指导等。在此基础上实施产后乳房护理，包括以下措施。

（1）心理干预：分娩后护理人员应及时对产妇进行心理指导，使其尽快进入母亲角色，便于其接受喂养、护理婴儿的角色转变。产后48 h往往有乳房胀痛、乳汁无法顺利排出等情况发生，通过新生儿吸吮可得到缓解，通过宣教使产妇了解母乳喂养作用，消除产妇不良情绪。

（2）饮食指导：指导产妇在产后合理饮食，确保母乳中具有充足营养。

（3）乳房按摩：产后30 min护理人员对产妇讲解喂养方法，产后6 h可对乳房进行按摩，在此过程中应保证产妇体位舒适，身心放松，按摩前对乳房热敷大约5 min，护理人员在清洁双手后对产妇乳房进行按摩。通过双手两侧大鱼际肌对乳房进行缓慢触摸，自上而下、自左而右，且对整个乳房进行覆盖，乳头应露出指缝，动作需保持轻柔以防产妇不适，即将完成按摩时产妇可通过中指、食指将乳头夹住，且轻微牵拉3~5次，之后采用相同方法对另一侧乳房进行按摩。完成按摩后指导产妇尽可能将乳汁排空，在按摩中可健康宣教母乳喂养方法。

（4）哺乳指导：产后母婴同室，指导产妇正确哺乳，并在哺乳过程中注意新生儿、产妇情况，使新生儿在吸吮时脸颊可稍往外膨胀，尽量使其嘴唇处于凸出状态；尽可能两乳房交替喂养，预防乳汁积存导致并发症发生。

对智力、体格发育具有重要作用。但是初产妇无充足分娩经验，分娩时会消耗过多体力，导致其产后无法及时调整生理、心理状态，难以顺利进行母乳喂养。

通过产后乳房护理的开展，可使产妇及时了解母乳喂养的重要性及意义，消除不良情绪，积极配合临床护理。产妇在产后身体较为虚弱，应获得充足睡眠，保持良好的营养支持，采取合理饮食干预措施可使产妇合理饮食，及时补充营养，对于产后正常泌乳具有促进作用。乳房按摩对于内分泌具有显著调节作用，对机体产生刺激使其顺利泌乳，预防乳汁堆积，保持乳腺管疏通，且具有调经畅络的作用，预防淤积、疼痛的产生，可提高产妇哺乳的积极性，对于增加泌乳量具有促进作用。初产妇产后并发症发生率一直较高，主要是因为知识缺乏、乳房胀痛等导致产妇情绪出现明显波动，存在严重负面心理，因此，需进行及时有效的护理服务。而且母婴同室可使婴儿尽早得到喂养，婴儿吮吸对泌乳具有刺激作用，按时哺乳能够预防并发症的发生。

总之，产后乳房护理对初产妇产后泌乳具有明显的促进作用，可预防并发症发生，具有较高的临床应用价值。

三、乳房在分娩后出现的问题及对策

（一）乳头皲裂

1. 问　题

乳头发生皲裂，是产后常见乳房疾病之一，轻则乳头表面皮肤出现裂口，重则发生破溃，引起出血。

常见乳头皲裂的原因有：产后，外溢乳汁侵蚀乳头，没有及时进行清理，导致乳头发生糜烂；因乳头内陷，使婴儿吮吸困难，吸乳时用力太大发生乳头损伤。

2. 对　策

乳头与周围乳晕比较娇嫩，当婴儿过度吸吮时，因承受不了用力吸吮的刺激，导致乳头表面皮肤发生剥落、破溃形成裂口，轻则可以继续哺乳，重则暂停哺乳。纠正含接姿势，一定要让婴儿含住全部乳头与大部分乳晕，喂奶先喂健侧乳房，随时变更哺乳姿势，以减轻吸吮对乳房的刺激。当喂奶结束时，要将婴儿下颌轻轻按压，使其张口，然后抽出乳头，以防强行抽出，导致乳头受到伤害。

每次哺乳结束后要将奶水涂抹在乳头与乳晕上，让奶水中的蛋白质修复乳头破损。如果疼痛较为强烈，可用乳头护罩或使用吸奶器吸出奶水，以减轻炎症反应，使裂口愈合。如若裂口长久不愈或发作反复，轻者可涂抹鱼肝油，但给幼儿喂奶时要将药物洗净，如果皲裂严重应去医院就医。

（二）乳汁分泌不足

1. 问 题

早期有效吮吸的建立是影响乳汁分泌不足的主要原因。乳房条件差，如乳头扁平、凹陷等均可能导致乳汁分泌不足。

2. 对 策

导致乳汁分泌不足有很多因素，产后产妇精神不佳、水分摄入不足、乳房刺激不够等均可致使其发生。因此，要主动关心产妇产后心情，对其生产后的负面情绪进行疏解，嘱咐其要保持愉悦、轻松。保证有充足的睡眠，多摄入水分，食用滋补汤水。增加喂养次数，对乳房进行按摩，也可以促进乳汁的分泌。每天做到按需哺乳，增加哺乳次数，进行早期乳房按摩，促进子宫收缩与垂体分泌泌乳素。也可使用中药进行催乳，如鹿角粉、通草等。鹿角含有大量的微量元素，对气虚、肾亏、血亏、瘀血、下乳有良好的功效，主要医治腰背酸痛、乳房胀痛、乳汁不下等症状，以黄酒送服，可解疲劳、益气血、填精益髓，配合其他中药可促进乳汁分泌。通草的功效是清热利水、下乳通窍，主治产后乳汁分泌少，乳汁不下，一般与鲫鱼、猪蹄炖汤食用。

（三）乳腺炎的发生

1. 问 题

当乳腺发生化脓性感染，乳房长时间胀痛不见好转，致使乳腺炎发生，是哺乳期常见病。乳腺炎伤害较大，初时乳房肿胀、疼痛、表面红肿，长期发展症状就会加重，乳房会产生搏动性疼痛。

2.对　策

当乳房发生破溃，病菌会感染乳腺，导致乳房出现肿胀，触之疼痛，产妇会发生高热，引起乳腺炎。产妇发生乳腺炎时，会产生抑郁、焦虑等负面情绪，严重影响产妇心理状态。一旦发生乳腺炎，要立即停止哺乳，用吸奶器将乳汁吸尽，为减轻疼痛，可托起乳房，控制活动。

早期，对肿胀使用冰水冷敷，预防炎症发生扩散。当炎症发展至浸润期时，要改为热敷，同时服用抗生素控制感染。若乳房出现肿胀，要及时去医院做手术切开引流，以防止脓毒血症，进而产生更加严重的后果。

在怀孕期间就要注意乳房护理，可以对乳房进行按摩，预防乳头凹陷、扁平。在产妇分娩后，要立即让产妇与婴儿早接触、早吸吮，指导其使用正确哺乳姿势。其中，当乳房发生异常时，要及时解决，可以询问医生或者有经验的母亲对异常乳房进行护理，当发生乳头皲裂时，要以奶水涂抹乳头及乳晕，防止皲裂更加严重；当产妇早期感到乳房胀痛，一定不要忽视，因为有可能是胰腺炎引起的疼痛，要引起重视，停止哺乳，用冷水冰敷，以防炎症的扩散；当乳汁分泌不足时，可使用按摩、多喝热水等方式促进乳汁分泌。

因此，社会需要培养乳房护理专家，开展产后乳房护理正确方式的宣教，为产妇提供专业、科学的乳房护理，增加产妇舒适感，提高母乳喂养率，减少疾病的发生。

第五节　新生儿抚触

一、新生儿抚触的最佳顺序

观察新生儿拥抱反射、四肢屈曲及哭闹紧张等症状。

抚触成功是指在整个抚触过程中，新生儿无哭闹、安静舒适、四肢放松；抚触不成功：是指在整个抚触过程中，新生儿哭闹紧张，伴拥抱反射或四肢屈曲。

新生儿抚触成功后会更安静、舒适，很少出现惊恐不安的情绪。

在抚触顺序上，新生儿抚触时不一定非要按照从头到脚、从左到右的顺序，抚触可以打乱顺序。在同等条件下，新生儿面部按摩多易烦躁，进入舒适状态较慢，而按摩双脚可以刺激脚的感觉神经，进入舒适状态较快。

为了探讨新生儿抚触的最佳顺序，我们首先采用传统从头到脚自上而下的抚触手法，然后改进手法，从脚到头自下而上的抚触手法。结果显示，从脚到头自下而上的抚触手法的新生儿抚触成功率为87.2%。

在临床工作中发现，新生儿从脚向上抚触比从头向下抚触更舒适，减少了新生儿的恐惧感和紧张感，不易吵闹，使抚触得以顺利进行，也有利于增加母子情感，使新生儿健康发育。只有充分注意到如上事项，并采取最佳的抚触顺序才能保障抚触的舒适度及效果。

二、新生儿抚触的应用效果

入院后由经过抚触培训的专业保健人员给予新生儿抚触保健及指导，产妇参与抚触。

（一）健康教育

由保健经验丰富、沟通能力强、责任心强、经过抚触训练培训的专职人员给予抚触保健与指导。结合宣传资料及视频资料，首先为产妇介绍母乳喂养的优点，告知哺乳前的准备及母婴皮肤早接触、早吸吮的方法和重要性。科学地为孕产妇提供视觉、听觉及触觉方面的教育，告知产妇抚触不仅能够增进母子感情，而且能够促进胎儿大脑神经细胞的不断增殖，加速神经系统和各器官的发育，有利于胎儿、新生儿的精神发育与体格发育。讲解过程中鼓励产妇提问，认真回答产妇提出的问题，尽量满足产后需求。采用举例及现身说法的方法，增强产妇抚触新生儿的信心，同时指导家属在行动上给予支持，如协助产妇做好产后新生儿抚触等。对产妇进行心理评估，根据产妇的心理特点，对产妇进行心理安抚与精神支持，鼓励产妇以积极的心态面对分娩结局及产后泌乳的影响，帮助产妇调节情绪。

（二）抚触模拟

训练产妇对新生儿实施抚触前，首先通过模拟训练指导产妇如何对新生儿进行抚触，采用国内改良简易抚触方法，抚触前双手涂抹按摩油，搓热双手，室温保持在28℃。抚触部位包括头面部、胸部、腹部、四肢、手足及背部。整个过程手法轻柔、用力适度，每个部位重复做10次。新生儿出生后24 h内喂奶后开始抚触，告知产妇要边抚触边与新生儿交流，告知新生儿抚触部位名称，抚触时间控制在15 min以内，如抚触过程中新生儿哭闹可使其安静后再继续，抚触至新生儿出生后5 d。

（三）观察指标

由经过专业培训的课题组成员对以下指标进行调查。

（1）焦虑水平。采用状态–特质性焦虑调查表（STAI）对产妇分娩前、分娩后当日及分娩后2 d的焦虑情况进行调查，该调查表包括状态焦虑问卷（S–AI）和特质焦虑问卷（T–AI），共40个问题，每个问题1～4级评分，得分范围20～80分，得分越高，焦虑越明显。

（2）产后出血量。记录产妇产后24 h出血量，采用容积法及称重法测量。

（3）睡眠质量。记录产妇分娩当日的睡眠质量以及觉醒次数，睡眠质量分为适当（睡眠时间7～8 h，醒来无疲劳感）、睡眠时间短（睡眠时间＜7 h，醒后不能入睡，甚至颠倒）两个等级。

（4）泌乳情况。记录产妇分娩后2 d的泌乳量。泌乳量按照多少分为充足、正常、少三种层次，其中，充足的标准为乳房胀满，挤压时有乳汁，哺乳后有剩余，新生儿精神愉快，吃奶后能安静入睡，大便成形，黄色，2～3次/d。

（5）母乳喂养成功率。采用美国Mattews规定的母乳喂养测量工具（BAT）评定母乳喂养成功率，该测量工具共包括10项内容，总分0～12分，Cronbach's α 系数为0.82，＞8分为母乳喂养成功。

第六节　臀位牵引术

在无胎儿宫内窘迫和产妇全身条件允许的情况下。宫口开全单臀或足先露达阴道口外时，助产者右手持无菌会阴垫，当宫缩时抵止外阴，间歇时放松。当骶S+3时开始牵引。当会阴体紧张时，助产者持会阴垫的右手拇指与其他四指分开，拇指贴放在右大阴唇下三分之一段，而其他并拢的四指自然贴放在左大阴唇的下三分之一段。右手拇指掌侧贴在向外膨隆的会阴体上。此时助产者的左手持大块无菌纱布裹住胎臀按产道轴及胎方位在宫缩间歇时边旋转边同时进行牵引。

当整个胎臀完全娩出后用左手旋转胎体，右手保护会阴，胎背向上骑跨后前臂，此时保持会阴（右）旋转牵引胎体（左）跨前臂是同时进行的，当胎儿胸部娩出阴道口时，如骶右前位时要顺时针方向旋转90°，助前肩及上肢娩出，然后再逆时针旋转90°助后肩娩出，如有胎臂后伸或肢体上举时，要配合滑脱法助娩上肢。然后助娩关键的胎头，此时左手中指和食指分开绕过胎儿双锁骨下方，把胎儿骑跨在助产者右前臂上，左手中食指夹住胎颈背侧，而助产者的左前臂也随之向下轻扶胎体背侧，使胎体稳稳地落在助产者两臂之间，此时用左手牵拉并下压助娩胎头，助产者右前臂配合上举45°，左前臂也扶助胎体随之抬高，而右手的保护会阴姿势不变，用右手的力量呈胎头娩出的半弧形姿势，使其掌侧肌内紧贴会阴体外缘，当胎儿枕骨达耻骨弓下时，以枕骨为支点开始提胎头，而使颏、面、额、顶、枕，自会阴体上缘相继娩出。

第七节　臀位助产术

臀位分娩为异常分娩常见方式，发生率约占4%。研究显示，虽然经臀位多数胎儿可顺利分娩，但围生儿并发症发生率和死亡率仍居高不下，成为临床妇产科难题，因此，为臀位分娩产妇选择合适的分娩方式非常重要。

分娩过程中若出现臀位异常，可采取臀位助产术或臀位牵引术进行助产。实施臀位助产术需遵循以下原则。

（1）助产过程中，若出现胎儿肩胛骨露出一半的情况，应采用温和的方式，以轻柔缓慢的动作逐渐向下旋转。

（2）在胎儿一侧肩窝尚未分娩出时，为避免胎儿骨折，应尽量避免胎儿上臂和肩膀部位分娩。

（3）为臀位异常分娩产妇选择更合理的助产方式，通常需先评估胎儿的实际情况，并按照正确操作顺序进行助产，避免胎儿髋关节脱落或胎臂上举等情况发生。

另外，注意手法轻柔，遇到意外情况应保持冷静并有条不紊地采取正确措施进行处理，预防青紫窒息和苍白窒息等发生。从围生儿预后来看，剖宫产组、臀位助产术组围生儿苍白窒息、青紫窒息和上肢骨折等并发症的发生率和死亡率均显著低于臀位牵引术组，说明在分娩前应对胎儿情况进行科学准确评估，并根据胎儿具体情况有针对性地选择助产方式能有效预防并发症的发生，加强对产程全程的监测，及时积极正确处理异常情况，能降低胎儿并发症的发生率和死亡率。

第八章　妇产科常用诊疗技术

妇产科常用诊疗技术，包括症状识别，各种最新的诊断技术，最新的无创与微创的治疗技术，产科各种并发症的诊治，正常产程与异常产程处理，妇科常见病、危重症、疑难杂症的诊断治疗以及新生儿疾病防治，妇产科各级护理常规，妇产科常用手术与药物，孕妇及乳母用药禁忌。

第一节　妇产科内镜检查

一、阴道内镜技术在宫腔镜检查中的临床应用

宫腔镜检查是评价宫腔情况的金标准。现今，随着科学技术的发展，患者的需求增加，为了更合理地利用有限的医疗资源，很多宫腔镜检查及治疗从手术室转移到门诊。在门诊进行宫腔镜检查对于患者的健康护理有很多益处，但是，宫腔镜检查过程中患者感到疼痛是限制门诊宫腔镜检查广泛应用的一个主要因素。宫颈钳钳夹宫颈和扩张宫颈是疼痛产生的主要原因。放置窥器也会引发不适与疼痛，特别是对于未生育女性及绝经后女性。而在门诊宫腔镜检查时应用"无痛麻醉技术"不可避免地增加了麻醉风险和人员的投

入。1997年，Bettocchi等提出了一种无创门诊宫腔镜置镜新技术，称为阴道内镜或非接触技术。阴道内镜技术不使用窥器和宫颈钳，不扩张宫颈，不探测宫腔长度，患者可在极为放松的状态下接受检查，因其具有快速、安全、出血少、疼痛轻微及患者满意度高的优点，成为门诊宫腔镜检查的优良方式。但在国内尚未得到广泛应用，因此，作者进行了阴道内镜可行性、优势及局限性的研究。

患者取截石位，在非麻醉状态下，使用0.05%碘附消毒液冲洗阴道消毒，不使用窥器和宫颈钳，不扩张宫颈，不探测宫腔长度，不实施任何镇痛和局麻。当患者出现不能忍受的疼痛时属于失败病例。当出现宫颈口狭窄、宫颈内口纤维粘连，使用超声引导宫腔镜，能够进入宫腔者为成功病例，仍然不能进入者为失败病例，在此过程中严密观察患者感受，疼痛不能忍受者，立即在静脉全麻下使用传统方式进行宫腔镜检查，也列为失败病例。

计算在普通人群中采用阴道内镜方式进行宫腔镜检查的成功率，失败病例原因分析。

（1）难以忍受的疼痛。

（2）严重的解剖学的障碍，无法进入宫颈管或宫腔。失败人群构成分析（年龄、孕产次、分娩方式、绝经和痛经），分析这些因素与失败率的相关性，寻找阴道内镜的适合人群。

操作熟练后，对于宫颈狭窄的患者，在超声引导下使宫腔镜的顶端用力下压或上抬，有部分病例能够成功进入宫腔。失败病例改行静脉麻醉，用传统的宫腔镜检查，需使用探针钝性分离宫颈粘连并使用扩宫棒扩张宫颈后宫腔镜方能进入宫腔。

对于宫颈内口狭窄者，使用宫腔镜的顶端用力下压或上抬通过宫颈内口的瞬间，患者有一过性的中度疼痛。在单因素分析中，年龄和绝经状态成为接近或有统计学意义的变量，但是在多因素分析中，两者对阴道内镜的成功与否并没有统计学意义。

阴道内镜技术对减轻宫腔镜检查时疼痛的作用，门诊宫腔镜已经展现了和住院患者宫腔镜同样的准确性，而且和传统的住院宫腔镜相比较，它具有减少麻醉风险、扩大时间成本效益的优点，因而更受患者的青睐。随着越来越多的宫腔镜检查在门诊进行，疼痛成为检查失败的主要原因。传统的宫腔镜检查时需使用窥器、宫颈钳或宫颈扩张器，所引发的疼痛及迷走神经反射，限制了宫腔镜检查在门诊的广泛应用。而阴道内镜技术不使用窥器、宫颈钳检查镜便直接进入阴道，不仅可以防止医源性刺激所致患者生殖器官肌肉痉挛与精神紧张，使操作更易进行，而且减轻了患者的疼痛及迷走神经反射发生。在一项欧洲8处门诊宫腔镜诊疗中心的多中心研究中，使用TROPHY-scope™ CAMPO宫腔镜进行检查的病例，不使用窥器、宫颈钳等辅助器械，整个过程中不使用麻醉，也不会使患者有任何不适。大多数的阴道内镜检查对患者产生的疼痛轻微，增加了患者的耐受性，从而有利于门诊宫腔镜的广泛开展。

虽然不使用窥器暴露宫颈，也没有宫颈钳的牵引力，但阴道内镜检查大部分能够成功完成，成功率达83%～98%。

术者的操作熟练程度是影响阴道内镜成功的关键因素。这主要是因为宫颈内口的纤维化和不同程度的粘连阻碍了宫腔镜的进入。当遇到宫颈粘连时，可以使用带有工作孔道的器械，使用灵活剪刀在镜下对粘连进行分离，在这个过程中患者会感到轻度的不适。因为在纤维组织中不存在神经和血管，因此，并不会引起疼痛和出血。

阴道内镜技术适用人群广泛。剖宫产术后子宫可能粘连于前腹壁，而处于过于前倾前屈的位置，因为宫颈被上提因此难以暴露。一些文献提出绝经后妇女因为缺少雌激素而存在宫颈狭窄的风险，但是，在本研究中，绝经状态在多因素分析中P值为0.281，未达到统计学意义，不能认为是阴道内镜失败的危险因素。因绝经后女性的阴道会萎缩变狭窄，宫颈萎缩变平，使用窥器会引发患者明显的不适与疼痛，放置宫颈钳操作困难，阴道内镜检查不使用窥器及宫颈钳，对于宫颈狭窄或宫颈粘连的患者可以在超声引导下进入，更适于绝经后患者。有报道指出，有阴道分娩史患者的宫腔镜检查更易成功，产次是宫腔镜检查是否成功进行的影响因素之一。但是，在研究中未生育的患者也能顺利进行阴道内镜检查，阴道分娩史和产次对阴道内镜检查的成功与否并无相关性。未婚女性的异常阴道流血是临床上很棘手的问题。另外，阴道内镜也尤其适合于膝关节不能外展、弯曲、肥胖或子宫增大的患者。

在宫腔镜检查之后往往需要进行内膜活检，这时便需要使用窥器暴露宫颈，放置宫颈钳以便于置入刮匙或内膜采集器，这样就否定了阴道内镜的非接触操作特点。TROPHYscope™ CAMPO宫腔镜配套的内膜活检刮匙可以在宫腔镜检查时完成内膜活检，可以在不使用窥器及宫颈钳的情况下完成内膜活检。这项技术能使阴道内镜得到更广泛的应用。作者也希望这些技术的改进、器械的革新能够更多造福于国内患者。

总之，运用阴道内镜技术进行宫腔镜检查具有较高的成功率，减轻患者疼痛的同时并不增加手术的费用，适用人群广泛，可作为门诊宫腔镜检查的操作方式之一。目前，国外非常推崇此种检查方式，而在我国很少应用，建议进行阴道内镜检查的技术培训，推进此种检查方式，促进门诊宫腔镜的发展。

二、阴道内镜技术在绝经女性宫腔积液诊治中的应用

宫腔积液是绝经后女性多种妇科良、恶性疾病的临床表现之一，既往行（B超监护下）宫腔扩探、常规宫腔镜检查治疗时，绝经后妇女因阴道萎缩、阴道弹性下降、阴道黏膜变薄，导致阴道置入窥器、常规宫腔镜检查等操作较困难。我们采用阴道内镜的方法治疗绝经后患者的宫腔积液，效果显著。

患者均行经阴道超声检查诊断为宫腔积液，患者均行妇科检查，化验白带常规；均行宫颈脱落细胞学检查，结果未发现异常。患者均排除严重心脏疾患等宫腔镜检查禁忌证。

治疗：阴道内镜检查术中，患者耐受性良好，均未引发心脑血管疾患。传统宫腔镜检查需使用窥器、宫颈钳或宫颈扩张器，大多数患者对此有一定的耐受力，但约30%的患者无法忍受，绝经后女性不耐受的比例明显增加。且绝经后女性阴道穹隆变浅，窥器易于脱落。因此，绝经后女性行阴道内镜检查更具优势。由于没有窥器的桎梏，阴道内镜操作更加灵活，尤其适用于子宫位置极度偏曲的患者。患者行阴道内镜检查，无须麻醉，不仅可降低费用，而且降低了疼痛及过度紧张诱发的心、脑血管意外风险，诊治更安全。

阴道内镜检查的另一优势是诊断宫颈管病变。阴道内镜检查避免了传统宫腔镜检查时扩探宫腔的步骤，保留了宫颈管的原始状态，更易发现宫颈管

占位。绝经后女性雌激素水平降低，宫颈转化区内移至宫颈管内，且老年人性生活频度减少，接触性出血发生率明显降低，导致绝经后宫颈癌患者症状不典型。

对于宫颈癌患者因阴道排液就诊，TCT筛查阴性，阴道内镜下诊断宫颈癌，并经病理检查证实，避免了漏诊。宫颈粘连致密的患者，在行阴道内镜检查时应放置窥器，夹持固定宫颈，以免因子宫在盆腔内活动度较大导致镜体无法分离宫颈粘连。

综上所述，阴道内镜在绝经后女性宫腔积液的诊断和治疗中具有诸多优势，可明显减轻患者的不适与疼痛，避免了术中引发的老年患者心脑血管意外的风险，节约了麻醉费用，提高患者的依从性；可降低子宫穿孔的风险，确保手术安全；低膨宫压阴道内镜检查确保了对绝经后宫腔积脓细菌检测的准确性，治疗具有独特优势，值得在临床工作中推广。

第二节　常用穿刺检查

一、一次性超声探头穿刺架的应用

随着近些年人们生活习惯发生变化，饮食结构改变，使得男性精子质量下降，女性生育年龄延后，增加了不孕不育的比例。借助体外受精胚胎移植的技术来实现生育的夫妻数量逐年上升，而体外受精-胚胎移植技术中最重要的组成便是超声引导下取卵术，该环节的优劣可以对胚胎移植成功率起到直接影响作用。在辅助生殖取卵术中应用一次性超声探头穿刺架可以减轻患者疼痛感，缩短患者手术时间，降低患者的相关并发症发生率，其原因在于使用一次性超声探头穿刺架操作便捷且牢固，在高清图像下能够清晰看到患者整个盆腔内环境，故而可以对准目标进行操作，降低手术难度，缩短时间，并且减少相关并发症，预防二次污染。

目前治疗不孕不育最重要的方法便是体外受精胚胎移植（IVF-ET），该技术主要是包括促排卵、取卵、体外受精和胚胎移植等步骤，而其中最重要的环节便是取卵。一次性超声探头穿刺架是现阶段临床中新型的生殖取卵辅助器械，且该技术具有高安全性以及精准性。

患者全部采取黄体期长方案，在患者排卵后的1周左右时间，应该对患者注射性腺激素释放激素激动剂，在患者用药2周后对患者进行B超与抽血以确认是否达到降调节标准，若是患者达到标准后便可以对其注射促性腺激素，患者在使用促排卵药物4~5 d后对其进行阴道超声检查，对患者卵泡生长情况进行监测，并且医护人员需要根据患者的卵泡生长情况随时调整用药剂量。在患者卵泡中至少有3个以上直径超过18 mm时，便对其进行注射重组人绒毛膜促性腺激素，在注射结束后的36 h左右对患者进行经阴道超声穿刺取卵。

具体操作如下：医护人员在进行取卵术前半个小时将加热器与加热平板开启，并且叮嘱患者需要将大小便排净。患者取仰卧位，护理人员对患者实施常规消毒以及铺巾等相关基础操作，随后，医生对患者进行检查，首先需要将子宫与卵巢的位置探查清楚，选择直径超过10 mm以上的卵泡，对其进行针刺与抽吸卵泡液，最后将其传递至胚胎实验室中，寻找卵子。

在患者进行胚胎移植后的2周时间对患者进行抽血检查，以确定是否妊娠，在1个月左右时间对妊娠者进行B超检查，若检查出心管搏动或者妊娠囊者为临床妊娠，若在妊娠12周之前发生胚胎停育者便为流产；手术相关指标包括手术时间、VAS评分、获卵数等；观察并记录患者是否发生感染、卵巢扭转、出血、器脏损伤等相关并发症。

综上，对进行体外受精胚胎移植的患者使用一次性超声探头穿刺架进行产次取卵可以降低感染与出血等相关并发症的发生率，缩短取卵术的手术时间，并且还可以降低患者疼痛感，值得临床推广。

二、穿刺介入治疗卵巢囊肿的效果

卵巢是女性重要的生殖器官和内分泌器官，随着我国社会经济的不断发展，我国女性的地位越来越高，其承担的家庭和工作压力越来越大，导致内分泌紊乱情况越发严重，同时也导致卵巢囊肿发病率逐渐上升。目前，临床中针对卵巢囊肿多根据其直径选择合适的治疗方法，一般情况下，直径不足5 cm患者可通过避孕药物治疗，直径超过5 cm者多选择手术疗法。卵巢是女性十分重要的生殖器官，因此，在实施手术方案过程中要最大限度保留其卵巢功能，以保证其生育需求。治疗卵巢囊肿的手术方法较多，包括常规切除术、腹腔镜下摘除术或电凝术等，其中，常规经腹手术可对患者机体组织造成较大损伤，还可能在手术操作过程中损伤患者卵巢组织，严重时可能影响患者卵巢功能。腹腔镜系列手术创伤小、恢复快，但是其对医生操作水平要求高，同时，剥离囊肿时可能有囊肿破裂等情况发生，进而造成患者腹腔污染，可能对其腹腔内其他组织器官产生不良影响。由此可见，常规开腹手术和腹腔镜手术均有损伤患者卵巢功能的风险。

近年来，我国社会经济取得了较大的进步，医疗技术中的超声引导介入技术也有了很大的创新和发展，在临床中有着越来越广泛的应用，尤其是对卵巢囊肿的治疗已经被较多研究结果所证实。超声引导穿刺介入术创伤小、疼痛轻微、术后恢复快及可重复操作且费用较为低廉，极易被患者所接受。该疗法通过超声波的穿透性获取患者腹腔内的清晰图像，极大地增加了术者的手术视野，注入无水乙醇能够使囊肿内壁蛋白失去活性，使其渗透能力下降，以固化处理囊肿囊壁，有利于促进囊肿消失。

该疗法对卵巢囊肿具有良好的治疗效果。但是在进行该手术过程中需要注意的是，应尽量减少无水乙醇的使用，一般情况下，无水乙醇的应用总剂量与其囊液量相比以1∶3或1∶4的比例为宜，并且无水乙醇禁止长时间在患者体内停留，应在注射5 min左右即将其抽吸出来。在拔针时可适量为患者注射利多卡因，避免无水乙醇经针眼发生药物外渗而引发患者疼痛，以保证患者手术顺利性和安全性。

综上，卵巢囊肿行超声引导下介入治疗效果理想，对患者卵巢功能具有良好保护作用，可有效避免对卵巢功能造成损伤。

三、乳腺肿瘤穿刺活检术的临床护理

乳腺肿瘤主要发生于女性人群，是危害女性生命健康的主要疾病，临床上主张在乳腺肿瘤早期予以积极筛查和诊断，以及时检出乳腺肿瘤，明确其肿瘤性质，对其予以及时治疗。穿刺活检病理诊断是乳腺肿瘤手术前的常用诊断方法，利用活检针穿刺乳腺组织，获取乳腺组织标本，再送病理检查。超声引导下行乳腺穿刺活检术减轻了穿刺造成的创伤，但由于该项操作仍属于侵入性操作，具有一定的创伤性，患者易发生心理应激反应、生理应激反应，不利于乳腺肿瘤穿刺活检术顺利完成，故还需实施护理干预，以减轻其穿刺应激反应。

随着医学模式的转变以及护理观念的不断更新，临床护理工作的重心逐步转向对"人"的护理，舒适护理作为新型护理模式已在临床工作中逐渐应用。舒适护理其目的在于提升患者的舒适水平，使患者生理、心理以及人际关系趋于和谐，通过对患者进行全方位的身心护理来改善其身体状况，缓解不良心理状态，提高疾病认知。相较于常规护理，舒适护理理念更加趋向于人性化，护理方法的实施更加具有差异性。心理护理可有效减轻患者乳腺肿瘤穿刺活检术围术期的不良情绪，使其以更加良好的心理状态配合诊疗工作；环境护理可减少环境方面的风险因素，提高患者的生理舒适度；音乐护理可利用音乐对人精神方面的安抚作用，尽可能促使患者放松身心。

舒适护理可减轻乳腺肿瘤穿刺时的血流动力学波动，减轻其生理与心理双方面的应激反应，提升其舒适度，有利于提高穿刺成功率。

四、穿刺活检对乳腺微小病灶早期诊断的价值

近年来，乳腺癌的发病率逐年升高趋势明显，逐渐成了威胁广大女性身心健康和生活质量的头号恶性疾病。临床上关于乳腺癌，早期治疗可以获得更佳的预后，因此，对于乳腺癌的早期诊断就变得至关重要。随着影像技术的不断发展，对于乳腺微小病灶（直径 < 1 cm）的检出率不断提升，乳腺微小癌的发生率也不断提升。但是由于病灶直径较小，单纯依靠影像学难以作

出明确的诊断，而依靠超声引导下的病理穿刺活检，能够有效提升乳腺微小癌的诊断准确度和敏感度。

五、空心针穿刺活检在乳腺癌诊断中的应用

患者均需通过手术切除病灶，并行病理检查，对术前病理不能确定的患者行术中冰冻病理检查。评价手术前超声引导下空心针穿刺活检（core needle biopsy，CNB）及针吸细胞学检查，与手术后病理检查比较在乳腺癌诊断中的准确率。将手术前超声引导下空心针穿刺活检及针吸细胞学检查检出的乳腺癌的诊断准确率与手术后病理检查明确诊断的乳腺癌进行对比分析，评价空心针穿刺活检的优点及对临床工作的指导作用。

CNB的优点如下。

（1）准确率高。较高的准确率可为病理科提供准确的病理组织学诊断相关资料，为新辅助化疗及保乳手术的选择提供依据。

（2）安全高效。CNB的标本是从套管针内获得，避免恶性肿瘤的细胞脱落在正常组织上而导致种植转移，同时也缩短了术前手术方案制订和麻醉时间，减少了患者经济和精神负担。

（3）微创、操作简单。穿刺后不会留下明显瘢痕，且患者感染极少，并发症率较低。

（4）费用合理。适合在基层医院推广使用。

CNB的缺点如下。

（1）有一定的假阴性率。CNB对操作医师的熟练程度及与超声医师的默契配合提出了较高的要求。

（2）会出现针道附近淤血及局部血肿等并发症。

（3）CNB较细针穿刺细胞学检查（fine needle aspiration cytology，FNAC）费用偏高。但FNAC不能行免疫组化检查，且细胞学的诊断无论是在良恶性的判断或者细胞起源方面都没有组织学诊断可信度高。

CNB为乳腺肿瘤手术前提供了准确的病理诊断支持，对手术方案的制订、新辅助治疗的选择及提高保乳率有重要的指导意义。

综上所述，超声引导下空心针穿刺活组织检查能够实时显示动态影像，对乳腺癌患者进行多层面的多点穿刺，过程操作简单，取材充分，成功率高，诊断准确率高，患者恢复快，并发症少，是乳腺肿瘤尤其是乳腺癌手术前理想的诊断方式，值得在临床上推广使用。

第三节　会阴切开缝合术

一、消炎栓联合稀碘附在阴道炎产妇会阴切开术后的应用

会阴切开术为产科常用手术方式，目的为加快分娩，缩短第二产程，预防新生儿窒息与自然分娩而致会阴裂伤。在臀位助产、产钳助产等辅助生产方式中，会阴切开术可起到积极作用。相关数据统计，约1/3经产妇、2/3初产妇均实施会阴切开术。对阴道炎产妇而言，会阴切开时致病菌易抵达切口，从而诱发感染，严重影响产妇预后。临床上应加强预防阴道炎产妇会阴切开的感染。由于产妇的特殊性，术前予以抗生素易导致耐药性，并影响术后母乳喂养，故而需寻找有效的治疗方式。消炎栓为中成药，具有杀虫止痒、利湿散结和清热解毒之效。稀碘附为临床常用消毒剂，具有抑菌之效。

纳入标准：入院时已确诊为细菌性阴道炎；自愿接受会阴切开术；临床各项检查、诊疗数据完整依从性较佳。排除标准重要器官功能缺陷者；内外科严重感染性疾病、胎膜早破、羊水污染及重度贫血等潜在感染因素者，有手术禁忌证者，精神疾病者。

对产妇实施会阴切开术，待胎儿娩出后给予稀碘附冲洗会阴，每天2次。并在此基础上联合康妇消炎栓2.0 g塞肛，每天1次，治疗2周。

观察切口愈合情况、切口肿胀情况、住院时间、切口愈合时间，产后1 d、5 d阴道出血量，宫底下降高度，肛门坠痛评分，宫缩疼痛评分及切口不良反应。

（1）切口愈合分级判断标准

甲级：愈合理想，无瘢痕或微小瘢痕，不影响皮肤外观，切口未出现硬化、红肿等不良现象。乙级：愈合一般，未出现感染，但切口存在轻度血肿、裂开和红肿等。丙级：愈合欠佳，切口出现化脓，需将切口敞开实施脓液引流。

（2）切口肿胀程度分级

无：切口边缘皮肤无异常突起，柔软性良好。轻度：切口边缘轻微突起，皮肤柔软、光亮，可正常开展活动。中度：切口局部变硬、红肿，皮肤光亮，部分活动无法开展。重度：切口表现为肿块状突出，诸多活动受到明显限制。

（3）阴道出血量评估方式为卫生巾称重，阴道出血量 =（带血卫生巾重量-卫生巾重量）/1.05。

（4）宫底下降高度评估方式为触诊宫底按照指算，-1、0和+1分别是脐上1指、脐平和脐下1指。

（5）肛门坠痛评分及宫缩疼痛评分评估方式均为视觉模拟评分法（VAS），0分无痛，10分剧痛，产妇根据自身疼痛感受评分，直尺量出分数。

孕期阴道炎可造成不良妊娠结局，因此，女性在妊娠期间应格外注意维持会阴部清洁，降低阴道灌洗及性生活频率，做到早筛查、早治疗。孕妇患上阴道炎可明显降低阴道内乳酸杆菌，减少过氧化氢生成量，引起厌氧菌、加德纳菌等微生物大量生成，给妊娠结局带来不利影响。

会阴切开术为临床上用于保护盆底肌肉、预防会阴撕裂的常用手术方式，可有效预防产妇严重会阴裂伤，更好地保护提肛肌，且第二产程时间明显缩短，胎儿娩出速率明显增加，能更好地保护胎儿。临床实践过程中，会阴切开术属典型创伤式，术中出血量多，术后伴有较重疼痛感，再加上多种因素（产道暴露时间过长、切口过大）影响，产妇极易出现切口感染，尤其是阴道炎产妇，严重影响产妇生理功能，极易诱发并发症，影响新生儿生长发育，延长患者住院时间，加重患者负担。阴道炎由于阴道黏膜与黏膜下结缔组织出现炎性反应，导致阴道中原菌落失衡，局部抵抗能力下降，极易受到感染。会阴部切开时因阴道炎产妇阴道对致病菌的防御能力下降，造成细菌轻易进入阴道，从而提高其感染发生风险，影响其预后。降低会阴切口感染，减轻患者的经济负担，已成为临床医师和患者的期望，故开展阴道炎产妇会阴切开术后预防感染工作十分必要。

消炎栓属中药黑褐色制剂，具有清热解毒、化瘀止痒和杀虫利湿等功效，有利于抗菌抗炎、清热解毒和促组织修复等。主要由猪胆粉、蒲公英、败酱草、穿心莲、芦荟、紫草、地丁和苦参组成，常被临床上用于治疗湿毒而致腰痛、带下病和下腹痛。该药配方中的苦参具有杀虫、清热解毒之效，并可改善会阴瘙痒、肿胀症状；紫草、穿心莲具有活血凉血、清热解毒之效，且前者可抑制金黄色葡萄球菌、大肠杆菌和化脓性细菌，后者可增强外周白细胞吞噬能力，预防炎性反应；地丁、蒲公英具有散结止痛、凉血祛瘀和清热解毒之效，两者还可起到抗病毒、抗菌作用；猪胆粉、芦荟具有抑菌杀虫之效，以上药物联用可发挥抑菌、杀虫、清热、解毒和散结之效。通过肛塞方式给药可促进组织对药物的吸收，有效减轻局部血液循环，避免全身用药的不良反应，有效减轻药物被肝酶类作用破坏的情况，协助药物充分发挥作用，从而有效控制炎性反应，预防细菌感染。肛塞给药方式还可有效减轻肝脏负担，增加药物生物利用有效率，进而提升临床治疗有效性与安全性。

碘附为一种常见的消毒剂，是碘与表面活性剂及增强剂制成的一种络合性溶液，又称为络合碘。碘附对真菌、细菌和芽孢等均有广谱抗菌效果，且其性质较为稳定、作用迅速，不易发生耐药性。碘附作用机理为通过络合物内游离碘发挥杀菌作用，随着溶液的稀释，游离碘含量随之增加。稀碘附内含较多游离碘，可对细菌发挥良好抑制效果。稀碘附主要通过非离子碘表面活性剂和碘生成的络合物持续、缓慢地分泌有效碘，促使细菌细胞膜中蛋白酶、多肽和羧基于数秒内被氧化，致使其丧失遗传、复制功能或失活，从而预防其介导的炎性反应。考虑到以上两种药物在阴道炎产妇会阴切开术后预防感染的积极作用，可将两者联合应用，以提高感染防控效果，保证临床治疗有效性。

消炎栓联合稀碘附可促进患者切口愈合，消除其肿胀。究其原因，会阴切开术多在第二产程开展，损伤产妇软产道，缝合时需多次重复操作，抑或暴露时间较长，极易增加病原菌感染概率；会阴组织长期受压，引发水肿，导致局部中断或减少，使用康妇消炎栓联合稀碘附强化杀菌效果，明显降低切口感染率，有利于伤口愈合。消炎栓联合稀碘附可促进产妇身体较快恢复，具有较好实践价值。

综上所述，阴道炎产妇会阴切开术后应用消炎栓联合稀碘附可降低切口不良反应发生率，提高切口愈合效果，消除切口肿胀，促进患者较快恢复，值得广泛推广。

二、选择性会阴侧切术对会阴体及盆底功能的影响

众所周知，阴道分娩有可能会造成会阴裂伤，会阴裂伤与盆底损伤、大小便失禁、疼痛和性功能障碍等密切相关。这些症状可能会持续至分娩多年后，严重影响着女性的健康。因此，预防会阴裂伤对产后盆底功能保护尤为重要。在2010年之前，我国的会阴侧切率高达65%～95%，人们认为，会阴侧切术能有效减少会阴裂伤，从而预防盆底功能障碍。2014年，世界卫生组织WHO建议将会阴切开率控制在10%左右。他们认为，会阴侧切并不能降低会阴裂伤的发生风险，反而增加了感染和疼痛的风险。近几年，针对是否对初产妇行会阴侧切术，一直存在诸多争议。2016—2018年，美国妇产科医师协会临床实践指南中提出了选择性会阴侧切术。选择性会阴侧切术即对有会阴裂伤高危因素的患者行会阴侧切，其余不行会阴侧切。与完全不行会阴侧切相比，选择性会阴侧切是否能降低会阴裂伤率，是否对盆底功能具有保护作用，目前还缺少大量的循证医学证据。在这样的背景下，可以进行选择性会阴侧切术与不行会阴侧切术相比较，看两者在会阴裂伤和盆底功能方面的差异，从而探讨选择性会阴侧切是否对盆底具有保护作用。

选择性会阴侧切术对会阴体具有保护作用，它降低了会阴裂伤的发生率，起到了保护会阴功能的作用。选择性会阴侧切术，是指在限定的条件下行会阴侧切术，是有选择地进行侧切术。既往的研究结果提示：会阴评分越低，会阴裂伤的风险越高，需要行会阴侧切以预防可能发生的会阴裂伤。这一限制条件与既往的研究相似，但我们对会阴体的评分加入了患者配合度的评分标准，相对来说更为客观。

最新威廉姆斯产科学明确提出，在肩难产、臀位助产、产钳助产和胎头

吸引术中和可能出现会阴严重撕裂的情况下，建议行会阴侧切术。所以说，肩难产、臀位助产和器械助产也是选择性会阴侧切术的条件。但本研究中未将这部分人群纳入进来。

大量的研究和循证医学证据已经证实，怀孕和分娩会对盆底功能造成影响，尤其是阴道分娩过程中，胎头对盆底肌及会阴体的不断压力作用，会造成盆底肌的损伤，出现肛提肌裂孔面积扩张和盆底肌力下降，从而造成盆底功能障碍，在未来形成盆底功能障碍性疾病。如何减少盆底损伤，以降低盆底功能障碍的发生，是我们的研究目的。

分娩的损伤是造成盆底功能障碍的重要原因。通过计算机模型研究在不同会阴侧切情况下盆底肌的生物学表现，可知，通过减轻在这一区域的压力作用，会阴侧切术能减少肛提肌的损伤。但综合因素下，更小的会阴切口与更大的切口相比，并不会带来更大的获益。

肛提肌的损伤与会阴侧切术并不相关，会阴侧切术并不会增加肛提肌的损伤风险，但是这项研究并没有提到选择性会阴侧切术是否对肛提肌具有保护作用。在特定条件下，尤其是有会阴裂伤风险的高危因素下，会阴侧切术对盆腔器官脱垂产生保护作用。对有高危会阴裂伤风险的患者行会阴侧切术，即选择性会阴侧切术，降低了肛提肌裂孔扩张和重度扩张的发生率，降低了盆腔器官脱垂的发生率，降低了重度盆底肌力减弱的发生率。从上述结果中，我们可以认为选择性会阴侧切术，对盆底具有保护作用。患者可以从选择性会阴侧切术中获益。

会阴切开术从提出到现在已经过去了二百多年，我们对它的认识，也从常规行会阴侧切术到不提倡会阴侧切术，再到现在的选择性会阴侧切术。在对过去的病例进行回顾性研究时发现，无条件的降低和控制会阴侧切率，并不会降低会阴裂伤率，甚至有时会增加会阴裂伤的风险，因此，我们需要进行选择性会阴侧切术，即在有高危因素的条件下，选择会阴侧切术，对于在什么条件下选择会阴侧切术能够对盆底功能具有更好的保护作用，仍然是一个值得深入探讨的问题，也是未来我们重要的研究方向之一。

三、会阴侧切术中侧切角度及缝合方法的效果评价

在同样使用2-0快薇乔线的前提下，对连续及间断两种不同技术在会阴侧切皮内缝合中的应用效果进行了临床观察，结果显示，相较于间断缝合，连续缝合在缝合时间、切口出血量、术后疼痛、切口不良反应以及住院时间方面优势明显，差异均有统计学意义（$P < 0.01$）。分析原因为连续缝合采用1根缝线将黏膜层、肌层、皮下层一缝到底，仅需在第一针和最后一针时2次打结，不必如分层缝合法一针一打结，操作时间缩短，减少了切口出血量及缝合时对组织的牵拉，且线结均在黏膜层，肌层和皮下无线结，伤口暴露时间短，降低了术后感染概率，加之组织损伤小，使得术后局部严重肿胀的可能性降低，极少的线结，最大程度避免了对组织的异物刺激，降低术后吸收过程中的炎性反应，缩短吸收时间，提高吸收率，同时使术后切口疼痛减轻，增加了产妇的舒适程度和活动度，促进产后恢复。

四、肠线皮内缝皮术在会阴侧切中的应用

（一）传统的丝线褥式缝合法

缝合顺序为阴道黏膜、肌层和皮下采用2/0#肠线间断或连续缝合。皮肤用丝线大号或中号皮针褥式缝合，即第一针从切口顶端开始，距切口边缘0.5~1 cm处进针，对侧相应部位出针，针平面及缝线与切口垂直，横跨切口，再从出针侧距切口边缘0.2 cm处进针，对侧相应部位出针拉紧丝线使切口对合后打结、剪线第二针距第一针进针处0.5 cm左右再次进针，方法同第一针，依次类推缝到切口起始端为止，一般需要缝合3~6针。术后每日局部清洁消毒3次，肌注或静滴抗生素4 d，预防切口感染。4 d后拆线，第5日方可出院。拆线后可见切口愈合痕迹，少部分日后形成瘢痕。

（二）改进后的肠线皮内埋缝法

阴道黏膜、肌层的缝合方法与褥式缝合法相同，不同的是皮肤缝合进行

了改进，即采用2/0#肠线、小皮针或小圆针，第一针距切口端0.2～0.3 cm皮内缘（相当于上皮基底膜处）进针，顶端皮内缘出针，缝线及针平面与切口平行，第二针从侧顶端皮内缘进针，0.2～0.3 cm处出针，两针形成"V"型，打结剪掉短线头，留长线沿两侧皮内缘交替往上缝，一针紧挨一针，进出针距约0.3 cm，缝到切口起始端后，拉紧肠线使皮肤对位对合后，针从皮下穿到处女膜外黏膜处，拉长线头备用，最后横行缝合1针，打结剪线，缝合结束。术后局部保持干燥清洁，每日消毒1次，口服或肌注抗生素3 d，以预防感染，不需要静脉用药。产后如无其他异常当日或第2日即可出院。缝合时应注意缝线不能缝到皮下，缝到皮下会影响皮肤对位对合，也不能穿到皮外，肠线外露不易吸收，且易感染。术后不用拆线，10 d左右肠线全吸收，切口无压痛，未见排线反应，愈合后不留痕迹，皮肤光整如初。

（三）埋缝法同褥式缝合法比较其先进性

褥式缝合由于缝线横跨切口，针距大，缝线松紧不易掌握，线拉松了皮肤对位不好，易出血和感染，线拉过紧不利于血液循环，切口愈合慢，拆线后易裂开，术后疼痛厉害，影响产后活动，产后出血、尿潴留、便秘等并发症多且影响有效的母乳喂养婴儿。埋缝法操作较为细致，皮肤对位良好。由于肠线刺激基底膜细胞分裂增殖更为活跃，血液循环更为旺盛，切口修复快，不用拆线，术后疼痛轻微，住院时间短，节约费用，给产妇和家庭带来方便，两者比较，埋缝法优于褥式缝合。

（四）推广应用前景

会阴侧切埋缝法从表面上看，手术操作较为简单，但其临床应用率高，其创造的经济效益和社会效益远远超过其他手术。部分产妇来自农村，经济拮据，无力支付住院费用，因此，如何降低产妇医疗费用，使其均能住院分娩是降低围生期产妇和新生儿死亡率的关键。会阴切开缝合术选择产科常用手术之一——埋缝法应用于临床，可提前2～3 d出院，每位节约费用200～300元人民币，如能在全国，特别是那些经济不发达地区推广应用，所创造的经济效益和社会效益会更大，况且提高住院分娩率，降低孕产妇和新生儿死亡率，减少产后并发症，给每个家庭和社会带来的益处是用经济指标无法衡量的。

第四节　胎头吸引术和产钳术

一、胎头吸引术的技术与技巧

吸引器的使用是第二产程助产的重要手段之一。随着生产过程中情况的不断变化，产科医生及助产士都需要掌握并熟练使用这一项技术。

吸引器由软硅胶头构成，使用简单，易于装置，胎头受外力较小，不需要特别的麻醉，宫颈及阴道撕裂少，可以有效避免对产妇和胎儿的损伤。吸引器的软硅胶头可以自动旋转，在吸引器牵拉下胎头先露部最低点下降压迫到盆底，而后胎儿可以自动内旋转到枕前位找到最有利的平面娩出。

使用吸引器之前，由临床医生通过腹部检查，判定胎肩到孕妇耻骨联合上的距离来进一步判定胎头入盆的深度。在无阴道试产禁忌证时，一般临床医师主张产妇能够自主阴道试产的，尽量自行阴道分娩。

（1）术前准备。检查吸引器是否完好无损，有无漏气或橡皮套是否松动；确认胎头位置，检查者可以通过耳朵的位置和折叠方向确定；对于引导助产，应考虑有可能发生肩难产，做好肩难产的预防和处理。

（2）放置吸引器。"俯屈点"是放置吸引器必须掌握的重要标志。放置时应拭净胎儿头顶的血和羊水，左手将两侧阴唇分开，左手中指和食指向下撑开阴道后壁，右手将吸引器头压缩后插入。手指沿吸引器头周围检查一周，确认没有阴道壁或宫颈软产道组织嵌入吸引器杯。

（3）抽吸负压。应缓慢进行，使负压由小到大逐渐形成，尽量避免或减少对胎头血管的损伤。

（4）轻柔牵拉。方向应与吸引器头的平面垂直，于宫缩时牵拉，先向下、向外协助胎头俯屈。

（5）撤除吸引器。当可触及胎儿下颌骨时放松负压，即可撤下吸引器。待生产完毕后，应仔细检查新生儿及产妇有无创伤。

二、产钳助产术的应用条件

目前，为保证母儿安全，减少产妇和新生儿的损伤，正确施行低位及出口产钳对母婴无不良影响，操作较剖宫产术快捷，损伤小，为现今较好的阴道助产方法。产钳助产术通常应用于产妇患有各种合并症及并发症（如心脏病、哮喘和妊娠期高血压疾病等），需缩短第二产程，或者生产过程中宫缩乏力，胎儿窘迫，胎头娩出有困难等情况。

应用产钳助产不当可导致母儿严重创伤，因此，需要在具备一定条件下才能使用该助产术。例如，宫口必须开全，阴道检查看不到宫颈边缘，胎头双顶径平面已通过宫颈口；胎膜已破；胎儿必须是活胎；胎头已经衔接，无头盆不称；胎头无明显变形等。

三、胎头吸引、产钳阴道助产术的效果比较

对产妇的阴道助产成功率、产后情况及新生儿结局。

产后情况评价指标：产后出血、会阴严重撕裂、会阴伤口愈合、产后尿潴留和产褥感染。

新生儿结局：新生儿轻度窒息、新生儿黄疸、新生儿面部擦伤、新生儿头皮血肿、新生儿肺炎和新生儿重度窒息。

现阶段我国围生工作的重点主要为提升产妇的阴道分娩率，降低剖宫产率，即便是阴道助产也是对女性有益的，因为可以避免剖宫产及其并发症。在胎儿出现宫内窘迫的时候，成功的手术助产阴道分娩可以缩短产程时间，并减少或预防分娩过程中的伤害，可以比剖宫产更快、更安全地完成。临床上较为常见的阴道分娩助产方案主要为胎头吸引术与产钳助产术。产钳助产术在头位难产处理方式中占据比较重要的地位，几乎能用于所有孕周，且能够有效降低胎儿宫内窘迫、胎头吸引器吸引失败等状况的发生率。

第五节　剖宫产术

一、快速康复外科干预在剖宫产术中的应用效果

剖宫产术为产妇常见的分娩方式，产妇进行剖宫产手术过程中，均经历术前长时间禁食、麻醉、手术方式的选择、疼痛及术后管理，因此，相对于自然分娩的产妇，剖宫产产妇需要承担较多的风险。降低剖宫产产妇术后并发症发生风险，改进围生期护理模式，促进术后恢复，已成为护理学者研究的热点，针对剖宫产术中护理，近年来国内研究多针对术中保温、镇痛和体位干预等方面。快速康复外科（enhanced recovery after surgery，ERAS）理念已在外科手术及护理干预中广泛应用。

（一）产妇接受常规护理干预

产妇接受常规护理干预，包括以下几种。

（1）合理安置产妇手术体位。

（2）为产妇建立有效静脉通道，配合医师进行麻醉、术中补液和输血等治疗措施。

（3）术中定时对产妇进行生命体征监测，观察产妇尿量、出血量。

（4）保持手术室室温及湿度在合理范围，避免产妇及新生儿热量散失。

（5）胎儿娩出后，协助医师促进产妇子宫收缩，降低其出血量。

（二）基于ERAS理念制订干预措施

患者在常规护理基础上基于ERAS理念制订的干预措施如下。

（1）由8名主管护师作为研究者，1名麻醉科主治医师、1名产科医师作为顾问，组成研究小组，针对产妇术前宣教、术前饮食、疼痛管理、容量管理、体温管理、导管留置、压力性损伤及深静脉血栓预防和术后康复，干预组成员经培训、考核合格后对患者进行干预。

（2）术前36 h对产妇进行访视及宣教，宣教时间20 min。

（3）术前24 h对产妇进行饮食宣教。

（4）建议麻醉医师采用多模式镇痛，以减轻产妇疼痛，降低镇痛药物对母婴安全的影响为镇痛目标，建议麻醉医师在术后对产妇采用自控式镇痛泵。

（5）术中控制产妇输液总量在500～1 000 mL，避免产妇液体超负荷，避免对产妇血压及心排血量造成影响。

（6）采用加温毯保暖，对产妇静脉输注液体进行预热，产妇在术中寒战时主动添加棉毯等保温措施，避免产妇在手术过程中出现低体温。

（7）在产妇麻醉后留置导尿管，尽量减少各种引流管的留置，在术后12 h内移除导尿管。

（8）在手术过程中，采用泡沫敷料、乳胶垫枕等方式在产妇受压部位的接触面进行铺垫，术中及时进行体位调整，预防压力性损伤的发生。

（9）术后定时对产妇进行子宫按摩，采用促排气流食、加强产妇早期活动等干预措施促进产妇胃肠功能的恢复。

（10）对干预过程中出现的问题，研究者及时与小组成员协商改进，制订应急预案及抢救措施。

（三）基于ERAS理念护理的要素

（1）临床资料：包括患者年龄、孕期、体重指数（BMI）、手术时间、生育史、是否为首次剖宫产、ASA分级和文化程度。

（2）生命体征指标：心电监护仪监测患者麻醉诱导前（干预前）、麻醉复苏时（干预后），收缩压（SBP）、舒张压（DBP）和心率（HR），采用测温探头监测产妇肛温。

（3）主要临床结局指标：采用一次性产妇出血计量巾记录产妇术后24 h阴道出血量，测量产妇术后72 h子宫复旧情况，记录产妇术后首次排气时间、术后住院时间。

（4）次要结局指标：采用Braden量表评价产妇术后24 h压力性损伤风险，分值6～23分，218分无风险，≤12分为高风险，产妇压力性损伤风险越高则得分越低；采用Autar量表评估产妇术后24 h深静脉血栓形成的风险，包含7个维度，每个维度均有具体的评分标准，≤6分无风险，215分为高风险，产妇深静脉血栓形成的风险越高则得分越高；采用VAS量表评价产妇术后24 h

疼痛程度，得分为0~10分，0分表示无痛，10分表示难以忍受的剧痛，得分越高，表示产妇疼痛程度越高。

（5）舒适状况评价：采用中文版舒适状况量表（general comfort questionnaire，GCQ）评价产妇干预前、干预后舒适度，由生理、心理、社会文化和环境四个维度组成，包含正向问题10个，反向问题18个，每个问题采用Likter 4级计分，计分1~4分，得分越高表示患者舒适状况越高，该量表Cronbach's α系数为0.92信度良好。

（四）基于ERAS理念的护理改善生命指标

随着我国生育政策的调整，产妇高龄，易发生妊娠合并症以及社会因素的影响，我国产妇剖宫产率逐年升高。针对剖宫产产妇采用合理的干预措施，从而加快产妇术后康复，缩短住院时间，改善剖宫产产妇的舒适状况，已成为迫切的护理需求，然而，基于ERAS理念在剖宫产手术过程中给予产妇护理干预在临床实践过程中尚不多见。

基于ERAS理念的护理干预能够改善剖宫产产妇手术过程中的生命指标，其原因可能为以下两点。

（1）手术过程中的容量管理措施，在保障产妇子宫血流灌注的同时，避免了因液体超负荷对产妇血容量的影响，稳定了患者血压以及心脏负荷。

（2）采用加温毯、液体加热和产妇寒战时予以加盖保温被的主动保温措施，调节手术室温度与舒适程度，避免了产妇在手术过程中核心体温的降低。

（五）基于ERAS理念的护理改善临床结局

ERAS理念以减少手术患者术后康复，降低其手术应激及并发症的发生，缩短其住院时间，促进患者预后为主要目的。基于ERAS理念的护理干预措施能够改善剖宫产产妇的临床结局。其原因可能为以下两点。

（1）术前ERAS健康宣教有助于产妇及其家属对本项研究所使用的干预措施加深理解，术前饮食宣教缓解产妇因低血糖、口渴产生的紧张及焦虑情绪，避免了产妇术后因负性情绪对康复产生的不利影响，留置管的避免使用以及导尿管的尽早拔除，避免了产妇术后导管感染风险概率的升高，多模式镇痛也避免了术后疼痛对产妇康复的影响。

（2）术后定时对产妇进行子宫按摩，促进了产妇术后恶露排出，降低了产妇出血，其子宫复旧情况得以改善，而促排气、流食、加强产妇早期活动等措施促进了产妇胃肠功能恢复。因此，产妇最终住院时间得以缩短。

（六）基于ERAS理念的护理改善舒适程度

关注剖宫产产妇术后康复、住院时间等主要临床结局的同时，对患者术后发生压力性损伤风险、深静脉血栓发生风险、疼痛程度等次要临床指标，对产妇围生期的舒适程度进行针对性干预，结果发现基于ERAS理念的护理干预措施对患者次要临床结局以及舒适程度具有一定的改善作用。其原因可能为以下两点。

（1）术中对产妇受压部位的压力进行分散，泡沫敷料等措施的铺垫降低了产妇与接触面的摩擦力和剪切力，降低了产妇发生压力性损伤的风险；软性枕头、乳胶垫等形式调节产妇下肢与病床角度形成20°～30°的夹角，有利于降低产妇形成深静脉栓塞的风险；而多模式镇痛以及术后自控镇痛泵的使用降低产妇的疼痛程度。

（2）研究者术前宣教，术前饮食宣教，对产妇进行多模式镇痛，术中采用的主动保温措施，术中乳胶软垫及泡沫敷料的使用，提高了产妇的舒适度体验。因此，GCQ量表中生理及心理维度评分得以改善，而护理干预措施对环境、社会文化影响较为有限，因此，GCQ量表中环境、社会文化评分改善并不明显。

二、剖宫产术中回收式自体输血的适应证

ICS纳入标准：术前存在评估出血高风险因素的产妇。术前评估剖宫产出血可能的危险因素指标选择，包括产妇年龄、孕周、BMI、胎儿体重及妊娠伴前置胎盘、胎盘植入、妊娠高血压、胎盘早剥、瘢痕子宫、子痫前期、妊娠期糖尿病等因素。

ICS排除标准：产妇合并有血液系统疾病、肿瘤、脓毒血症、宫内感染。

手术过程中，临床医生及麻醉师根据储血罐中收集血液量、冲洗盐水量等估计产妇失血量。

统计使用ICS的产妇术前基本情况（年龄、孕周、BMI）、临床资料（妊娠合并前置胎盘、胎盘植入、妊娠高血压、胎盘早剥、瘢痕子宫、子痫前期、妊娠期糖尿病）及手术资料（多胎分娩、麻醉方式、手术切口方式、胎儿体重）。

产科ICS回输率为60.74%，约有40%的产妇因术中失血量少等原因而未进行自体血回输。尽管临床医生对ICS认可度较高，但可能存在ICS应用不合理的情况。分析原因为临床医生对产妇输血指征把握不均。在优化ICS剖宫产手术适应证方面，还存在提高和改进的空间。例如，瘢痕子宫的产妇，需在孕期明确胎盘位置，并排除有无胎盘植入，关注既往剖宫产类型、时间、次数、瘢痕愈合情况及其他手术史等。此类产妇若伴胎盘植入，其出血具有致命性及不可预测性等特点，临床上需做好充分的术前评估，包括全面了解患者病史、孕次、产次等。

评估产妇的胎盘位置及厚度、膀胱线是否连续、胎盘后低回声带是否消失、胎盘陷窝性状等指标。必要时还可进行MRI检查，判断产妇胎盘浸润子宫肌层的深度。

既往文献指出，产妇妊娠条件及胎盘异常等因素常与产后出血明显相关。本研究经单因素分析发现，回输组产妇前置胎盘、胎盘植入、胎盘早剥、瘢痕子宫、子痫前期等方面与未回输组存在显著差异，而纳入logistic因素回归分析发现，前置胎盘、胎盘植入、胎盘早剥、瘢痕子宫等因素是ICS适应证。

胎盘植入或穿透、前置胎盘是剖宫产术自体血回输的高风险因素，大多产妇存在瘢痕子宫合并前置胎盘、胎盘植入。瘢痕子宫妇女再次妊娠，胚胎着床于前次剖宫产切口瘢痕处易引起胎盘植入，而瘢痕组织收缩能力差，出血难止，是导致剖宫产大出血进而回输自体血的危险因素。有研究表明，合并胎盘植入的凶险型前置胎盘产妇若发生致命性产后出血，则孕产妇死亡率可高达7%以上。快速启动大量输血方案是保证高危产妇生命安全的重要措施，妊娠伴前置胎盘、胎盘植入、胎盘早剥、瘢痕子宫是应用ICS的适应证，此类产妇应用ICS可及时快速补充手术过程的大量失血，挽救生命。

建议采取如下相应措施。

（1）术前评估时综合考虑临床多方面因素，从孕产妇指征及胎儿指征两方面进行综合评估，但当产妇存在瘢痕子宫合并前置胎盘、胎盘植入、胎盘早剥等危险因素应常规使用ICS。产妇为单纯瘢痕子宫，说明瘢痕子宫合并这些危险因素时出血风险较高，适宜应用ICS。

（2）单纯瘢痕子宫的产妇ICS使用率高，临床可结合产妇妊娠状态，在综合评定后酌情考虑使用ICS。

（3）针对单纯瘢痕子宫或其他危险程度不高但术前评估不确切的产妇，可手术室内备用ICS，在切皮至打开子宫前进行二次评估，根据临床情况决定是否使用ICS，提高ICS回输率。

（4）手术医生操作熟练程度、参与整个手术工作人员的配合度等可能也是ICS回输的影响因素。

综上所述，存在前置胎盘、胎盘植入、胎盘早剥和瘢痕子宫等因素时产妇出血风险较高，是剖宫产应用ICS的适应证，推荐临床对此类产妇剖宫产术中常规使用ICS。

三、剖宫产手术技巧与切口愈合的争议

剖宫产手术技巧与切口愈合有着密不可分的关系，剖宫产术后诸多并发症中，切口愈合不良更受关注，其不但增加了患者的痛苦和经济负担，而且还可能引起医疗纠纷，是临床医务工作者必须面对和解决的重要问题。剖宫产切口瘢痕缺损与多种因素有关，可分为内源性和外源性。

内源性因素包括：年龄、吸烟、皮下脂肪厚、水肿，各种原因引起的贫血、低蛋白血症、营养不良及糖尿病、长期咳嗽、合并基础疾病等。

外源性因素包括：无菌操作不严格、绒毛膜羊膜炎、产程延长、胎膜早破、凝血功能障碍、超过6次以上的阴道检查和肛查、抗生素使用不规范、大剂量类固醇激素的使用、麻醉与备皮、手术因素（操作技能与手术时长）等。其中，手术因素在切口愈合中起着关键作用，手术时机、二次手术、熟练规范地操作可缩短手术时间、减少出血，有利于切口愈合，但切口缝合方式、剖宫产术式等如何选择才能最大限度地减少对切口愈合的影响，目前尚存争议，并无完全一致的观点。

（一）择期和急诊剖宫产

剖宫产手术方式选择有一定的技巧，根据产妇的个体状况不同可分为择期和急诊剖宫产术。研究表明，择期剖宫产术（手术指征为非胎儿窘迫）虽有产妇的某些因素，但未进入产程，且术前准备充分，新生儿肺部疾病发病率较急诊剖宫产明显降低；而急诊剖宫产因手术时情况紧急，难免出现术前准备匆忙，术者情绪急躁、手法粗暴、手术技能不熟练等情况，易发生术中子宫切口撕裂、出血，术后感染等。因此，急诊剖宫产对于术者手术技巧以及熟练程度要求更高。既往的争议在于，剖宫产手术开口大，操作简易；也有人认为，尽管直视下手术，困惑也不少。产妇情况各异，不论择期还是急诊除上述情况外都有各种问题，如取胎头困难、邻近器官损伤等，不但影响切口愈合，而且也会带来各种产伤遗留后患。因此，医疗机构建立完善的急诊剖宫产操作流程，有良好的手术及麻醉条件，术者（尤其是急诊剖宫产）由高年资产科医师担任，掌控好手术环节，加强术后管理，降低并发症可使两种手术预后等同。

（二）手术方式与子宫切口愈合

剖宫产的手术方式包括经腹膜内和腹膜外子宫下段横切口剖宫产。子宫体段剖宫产也称古典式剖宫产，由于出血多，仅在个别紧急情况使用。近年来由于瘢痕子宫、前置胎盘、粘连植入的报道增多，也有人尝试子宫后壁剖宫产，属于非常规实施的方法。术式主要有下腹部横切口或纵切口的新式剖宫产及改良新式剖宫产术（周基杰式）。首次剖宫产选择哪种术式对切口愈合以及再次手术的影响仍存在很大争议。腹部横切口遵循皮肤张力，术后皮肤瘢痕小而美观，新式剖宫产术中子宫肌层连续全层缝合，不缝合腹膜，膀胱腹膜反折，关腹时皮肤皮下脂肪全层缝合，有手术时间短、损伤小、出血少、术后肠道功能恢复快、住院时间短等优点。但有研究发现，该术式患者的盆、腹腔粘连情况严重，子宫切口愈合不良发生率增加，从而增加了再次手术的难度及风险。亦有研究表明，缝合腹膜易导致组织缺血坏死及异物炎症反应增多，间皮细胞转化和再生能力下降，局部纤维降解作用受到抑制，导致纤维沉积，对近期和远期孕妇的结局并无益处。改良新式剖宫产术中关闭腹膜及子宫切口双层缝合，多数研究认为相对前者可降低腹腔粘连及切口瘢痕缺损的发生率，更有益于孕产妇。然而，腹部横切口因必须分离两侧腹直肌，若存在麻醉效果差、腹直肌纤维组织炎和腹膜粘连等，则增加了手术的难度。腹部纵切口剖宫产术可充分暴露腹腔，方便胎儿取出，对紧急剖宫产能更快进入腹腔从而缩短手术时间，同时有利于盆腹腔器官病变的其他手术操作，由于术后腹壁切口瘢痕较大，术后切口脂肪层的细胞破坏，脂肪液化导致的渗出增加，影响创口愈合，瘢痕缺损的发生率升高。但考虑到患者有再次手术的可能，为降低手术难度和有其他疾病并存时便于处理，首次剖宫产时选择纵切口剖宫产术式更有利。肥胖患者手术难度增加，腹部脂肪影响手术视野，采用哪种式最佳目前尚无定论，有学者倾向于纵切口有利于胎儿顺利娩出及方便腹腔操作，也有人认为腹部低位横切口顺应皮肤纹理，巧妙躲避腹部脂肪对手术视野的影响，对创口愈合也有利，更适应剖宫产切口的选择。但由于个体化差异，以及操作者技术水平的差异，目前的结论仍不一致。

（三）子宫切口缝合方式

子宫切口常用的缝合类型分为单层、双层两种。缝合方式有锁口缝合与非锁口缝合，目前有一定的争议。手术时间长，缝合时需注意缝线松紧及针间距，不宜过紧过密，第2层缝合进针处与第1层缝合进针处相间隔，避免组织过度叠加致局部缺血坏死。

对两种缝合方式多数研究认为，术中出血量和住院时间无明显差异，但双层缝合在子宫切口愈合和子宫复旧方面优于单层缝合法，其瘢痕缺损形成率低，再次妊娠无前次剖宫产指征时可提供阴道试产的机会。因此，推荐首次剖宫产时采用切口双层缝合法。但也有研究认为，单层缝合更有利于产妇切口恢复，疼痛感更低，可降低切口瘢痕缺损形成的风险，可能与单层缝合减少子宫肌层边缘的局部缺血，并能减少缝线的使用和缝线对组织的刺激有关。但无论单层或双层缝合的方式，更好地对合肌层切口而不造成局部缺血，对子宫切口的愈合更为重要。

对于扣锁与非扣锁缝合，目前研究较少，结果各异。有研究认为，扣锁缝合组手术耗时、恶露持续时间、瘢痕缺损形成率均大于非扣锁缝合组，不利于创口愈合。但也有研究认为，扣锁缝合与非扣锁缝合对创口愈合无明显差异。因此，子宫切口缝合方式存在一定的争议，哪一种方式最佳仍需大样本前瞻随机对照研究予以证实。多数学者认为，无论何种缝合方式，在无局部缺血的情况下实现肌层边缘的良好贴合而不发生组织缺血、缺氧是子宫切口愈合良好的关键。

（四）缝线材料对切口愈合的影响

研究表明，缝合材料是影响切口愈合的重要因素。如果缝合线在创口闭合后的2周以上仍留在原处将导致排斥反应、炎症，进而导致切口瘢痕缺损形成，其主要原因为细菌通过缝合材料进入切口感染所致。相对于传统羊肠线吸收周期短、合成纤维缝合线不能在体内分解及可引起人体排异，临床上也是更新了从"快薇乔"缝合线局部吸收快到"薇乔"缝合线延长了组织中的分解时间，为组织修复提供了支撑。近年来，倒刺线、防刺伤针也逐渐被应用于临床，在缩短子宫缝合时间和减少出血方面有较大优势，其在切口愈合方面的研究还未见明确报道。

综上所述，切口瘢痕缺损是多种因素造成的，作为医护人员，除了提高术者的手术技巧、规范流程，最重要的是要严格掌握剖宫产手术指征，加强孕期管理，积极发现和治疗妊娠合并症及剖宫产切口瘢痕缺损等并发症，切实降低剖宫产率，更有利于母婴健康。

四、剖宫产术中术后大出血的防范和处理

（一）止血技术的选择和注意点

止血时若选择子宫切除手术方法，需要谨慎考虑，尽量不要在各种类型的保守治疗已经无计可施时，或在严重出血已经无法控制的情形下才被迫选择切除子宫。此时，患者不仅损失了大量的鲜血又丧失了生育能力。

有学者提出当出血 > 3 000 mL仍无法控制且出现DIC时需要考虑子宫切除手术。最根本的是认真分析每个案例的情况，若出血已多达5 000mL，但最终保住了子宫也许医生会感觉较坦然，但若出血 > 5 000 mL，最终还是依靠切除子宫止血，就不得不要分析一下子宫切除的时机了。不过，如果导致大出血的原因是羊水栓塞，果断的子宫切除手术往往是挽救生命的关键。

（三）剖宫产术后出血的防与治

休克指数：脉率/收缩压，也就是脉率和血压变化可以帮助早期发现出血；正常值为0.58，表示血容量正常；当休克指数=1时，约失血800 ~ 1 200 mL（占总血量的20% ~ 30%）；当休克指数>1时，约失血1 200 ~ 2 000 mL（占总血量的30% ~ 50%）。必要时可以通过超声了解腹内和子宫的收缩情况。

通常考虑立即开腹手术时，是发现有腹腔内出血或有血肿存在，尤其是后腹膜的血肿，而不是介入治疗的选择性动脉栓塞术。发现出血一般距手术结束的时间多在24 h内，此时是很容易在麻醉下重新打开伤口进行开腹直视下的止血。

胎头吸引器除剖宫产产钳外，国内外也有研究报道胎头吸引器用于剖宫产术，目前尚缺乏再次剖宫产术中常规使用胎头吸引器具有显著益处的证据，且资料显示其与严重胎儿颅内出血有关，故不推荐作为处理娩头困难时的首选，仅在上述其他方法不能奏效又无其他器械辅助时尝试使用。

五、不同产程剖宫产术对母婴结局的影响分析

近年来，随着剖宫产术的广泛应用，有效降低了难产儿及围生儿的病死率。但剖宫产的时机选择对术后母婴并发症的影响仍有待研究。相关文献报道认为，与计划手术相比，产时剖宫产增加了母婴患病的风险；第二产程剖宫产可明显增加产妇术中出血、产道损伤、产后子宫感染等并发症的发生率，同时增加了新生儿损伤的发病率。

产后出血作为危害孕产妇分娩后的主要并发症，同时也是导致孕妇死亡

的重要因素。随着产程的延长，子宫下段受压时间随之增加，子宫过度拉伸使子宫壁变薄，最终导致子宫平滑肌收缩力下降，更易出现产后出血；同时，产程越长，产妇体能消耗越大，术中就更易出现宫缩乏力，最终导致第二产程行剖宫产术的孕妇术中、术后出血量增加。本研究结果显示，第一产程行剖宫产取头困难率、子宫切口裂伤率、子宫收缩乏力发生率、腹部切口愈合不良发生率、术后子宫感染率、产褥病率均低于第二产程行剖宫产。此外，第二产程行剖宫产多为急诊手术，进入第二产程后，胎儿胎头深入骨盆，胎儿娩出时间延长，需自阴道上推胎头，但这种做法易撕裂子宫切口，导致术后子宫难愈合且使感染率增加。

第一产程行剖宫产术后胎儿5 min Apgar 评分≤3发生率、新生儿损伤率及NICU入室率均显著性低于第二产程行剖宫产的胎儿，可能原因为第二产程时胎儿胎头已深深嵌入骨盆，时间长头颅出现变形；且需于阴道内上推胎头或上推胎肩，对胎儿本身是种损伤刺激；产程延长羊水粪染率增加。以上因素联合作用增加了娩出时间及新生儿的NICU入室率。

剖宫产术前应仔细评估产妇胎位及产程进展，对活跃期延长或停滞的产妇及时行阴道检查；必要时可给予催产素以适当增加产力；分娩过程中若发现胎位为枕横位或枕后位，可向胎儿肢体侧卧位，以体位转胎头，无效可手转胎头，若无明显效果需尽早行剖宫产术；若产妇无明显头盆不称、宫口开全等情况，可行阴道助产分娩；同时产科医生应熟练掌握剖宫产手术技巧，尽量降低手术对母婴的伤害。

综上所述，产程越长行剖宫产术的手术风险越大，术中、术后出血量越多；第二产程行剖宫产术应做好围术期处理，同时加强对产妇的临产前评估，若发现异常及时对症处理以减少术后并发症。

六、造成剖宫产术后疤痕处妊娠的高危因素

研究报道，将剖宫产术中出血量 < 500 mL的产妇划入常规出血组，将出血量≥500 mL的产妇划入出血组。采用容积法和面积法测量出血量。容积法为减去羊水量后负压瓶中液体总量，血凝块在量杯内测量；被血液浸湿敷

料用面积法。在文献分析和综述基础上，进行专家咨询，设计《高龄经产妇剖宫产术中出血监测登记表》，仔细查阅患者资料，详细记录两组患者资料。

剖宫产术分娩后再次妊娠，可致CSP发生率达42%。对剖宫产术后半年内妊娠再次行剖宫产术患者的CSP组织病理学检查发现，平滑肌细胞多变性，疤痕呈结缔组织愈合，仅少数呈肌性愈合。

剖宫产术后子宫疤痕多愈合较差（70.0%，14/20），表现为疤痕处厚度较周边明显薄弱凹陷，疤痕处血管增生，肌层炎症伴玻璃样变性，仅30%（6/20）呈肌性愈合，周围伴结缔组织增生。本研究结果亦显示，剖宫产术后不同时段疤痕是否愈合良好比较，差异无显著意义。子宫疤痕一旦愈合不良，疤痕组织则终身愈合不良，考虑子宫疤痕处肌层缺陷和血管增生可能是形成CSP的病理学基础。但影响剖宫产术后子宫疤痕愈合的因素迄今尚不清楚，尚待进一步研究证实。因此，预防CSP的根本措施为降低剖宫产率。

CSP的危险因素包括病理胎盘妊娠史、宫外孕史、多次剖宫产史及剖宫产臀位分娩。剖宫产术切口的缝合不包括蜕膜肠线单层间断缝合者，子宫切口疤痕愈合最佳，两层间断缝合不包括蜕膜者次之，因出血或撕裂而反复缝合者，子宫愈合最差。CSP组患者与对照组患者本次行剖宫产术指征中，因术时产程明显延长、胎儿宫内窘迫、产科合并症及臀位等比较（15% *vs.* 3%，13% *vs.* 25%，7% *vs.* 20%，7% *vs.* 10%），差异有显著意义。

导致CSP的可能高危因素为在基层医院行剖宫产术、术时产程延长、手术缝线质量差、术后多次宫腔操作史，本研究未发现有病理胎盘妊娠史等其他危险因素。另外，因子宫切口缝合技术差、切口过低，子宫颈部组织主要为纤维组织，肌细胞仅占10%，可致伤口愈合较差。剖宫产术切口以子宫峡部最理想，肌性组织愈合为佳。反复宫腔操作可进一步损伤疤痕，致子宫内膜间质蜕膜缺乏或缺陷，受精卵在此着床后常发生底蜕膜缺损，滋养细胞可直接侵入子宫肌层。总之，CSP由多种因素促成。

第六节　人工剥离胎盘术

一、人工体外辅助剥离胎盘方法的初步探讨

产后出血仍是威胁产妇安全的首要因素。产后出血中，绝大部分发生在分娩到产后2 h，其中，第三产程的长短直接影响到出血量的多少。用人工体外辅助剥离胎盘的方法，可以缩短胎盘娩出的时间，以达到减少产后出血的目的。

（一）人体外剥离方法

胎儿娩出后，立即常规结扎脐带。部分病人在常规消毒下经腹行宫体注射宫缩素，然后，右手于阴道口握住脐带，使之有一定张力，但不能用力外牵。将左手在宫体部向上向后方均匀用力，做冲击样推宫体，速度宜稍快，幅度宜较大。一旦右手感到有张力突然下降时，即左手向下轻轻按摩子宫，但不可用大力按压以免造成子宫内翻。胎盘脱出阴道口即双手常规协助其娩出。轻轻按摩刺激子宫收缩口。

胎儿娩出后，按传统方法，观察胎盘剥离征象，然后协助胎盘娩出。

第三产程计算方法：以胎儿娩出开始，到胎盘娩出阴道口为止计时。30 s以内不计，30 s至1 min计1 min。

出血量计算方法：胎儿娩出后，立即换产单，以排除羊水及产前出血和分泌物的影响。产前产后的产单及纱布均称重，以克为单位，然后换算成毫升，以计算产时出血量。

护理手段如下。

（1）经宫体部注射催产素（宫缩素）：首先摸准宫体，常规消毒后，持注射器垂直进针，无回血时，再将宫缩素注入。

（2）体外人工剥离胎盘时，操作者应该动作轻柔、准确，并且整个动作要连贯。

（3）心理护理：做好解释工作，以取得产妇的合作。

（4）仔细地检查胎盘胎膜是否完整。

胎儿娩出后，由于子宫收缩，使胎盘与宫体附着面错位，形成胎盘后血肿，促进胎盘的剥离。人工体外剥离胎盘的方法，在胎盘后血肿形成之前协助其迅速剥离，目的在于加快胎盘剥离的速度。人工体外剥离胎盘方法能降低人工宫内剥离胎盘的发生率及产后大出血率，但对清宫率及胎盘剥离不全发生率无影响，也不影响胎盘剥离方式。分析原因可能是体外剥离胎盘降低了假性胎盘粘连时造成的徒手宫内剥离胎盘，降低了胎盘滞留的发生率，从而减少产后出血量，降低产后大出血发生率。

（二）体外剥离胎盘的安全性及危险性分析

由于此方法右手为固定脐带呈一定张力，并非猛力牵拉脐带，而左手向上向后用力推子宫，并非向下按子宫，因此，从力学角度来说，没有造成子宫内翻的危险。

注意事项如下。

（1）在操作过程中，一定要有严格无菌的观念，以免造成医源性感染。

（2）人工体外剥离胎盘时，注意用力方向，右手不能用力牵拉脐带。最好等子宫收缩时，左手向上向后冲击性用力。

（3）胎儿娩出后，立即在常规消毒下行经腹宫体注射宫缩素20 U，有利于加快子宫收缩，缩短手术操作间歇的时间。

（4）胎盘娩出后，认真检查其完整性，若不完整应立即行清宫术。

（5）胎盘剥离后，右手有张力突然下降的感觉，这时，左手可向下轻轻按摩子宫，但不可用力过大，以免造成子宫内翻。

（6）整个操作过程要小心、谨慎，动作要连贯、轻柔。操作要在产妇的合作下完成。

二、胎盘自然剥离与人工剥离的剖宫产术中出血量比较

人工剥离胎盘容易造成产后出血量增加，因此，为减少产后出血的发生，有专家建议剖宫产术中需采取胎盘自然剥离措施。剖宫产术中采用胎盘

自然剥离相较于采取人工剥离胎盘，能够更有效地减少术中出血量。这可能与分娩是自然生理过程有关，需要最大限度地减少人为干预。

随着胎儿的娩出，子宫收缩不断缩小，可不断减小胎盘处创面，而手动胎盘剥离可对子宫胎盘剥离面断裂动静脉进行压迫。伴随着胎盘的剥离，子宫胎盘剥离面循环终止，绒毛间隙血流量骤减，破裂血管出血减少。

通过胎盘的自然剥离，子宫逐渐收缩恢复，血窦及宫腔、宫壁开放血管在子宫肌纤维压迫下闭合，子宫壁、胎盘间可见错位胎盘剥离，进而达到了止血的目的，这在一定程度上减少了出血量。而人工剥离胎盘则无法使子宫同步收缩，减弱子宫肌层对螺旋小动脉的扭曲作用，延长血小板凝聚时间，延缓凝血过程，开放子宫胎盘血窦，增加术中出血量。

经临床实践发现，胎盘过快娩出为诱发剖宫产术中出血的关键所在，故术中无须快速娩出胎盘，且需将羊水吸净，注射催产素，等待胎盘自然剥离，以减少出血量。需注意对该段时间的把控，若该段时间 > 5 min，且胎盘仍未剥离，则需考虑人工剥离胎盘。

参考文献

[1]陈娟, 林珊.妇产科护理[M].北京: 高等教育出版社, 2020.

[2]刘长慧, 金百灵.妇产科护理[M].上海: 上海科学技术出版社, 2020.

[3]魏继文, 郑海燕, 王容.妇产科护理[M].武汉: 华中科技大学出版社, 2020.

[4]姜秀红.妇产科护理思维与实践[M].天津: 天津科学技术出版社, 2018.

[5]桑未心, 杨娟.妇产科护理[M].武汉: 华中科技大学出版社, 2016.

[6]赵凤霞, 徐小萍.妇产科护理[M].杭州: 浙江大学出版社, 2016.

[7]冯玉芳.实用妇产科护理操作技术[M].天津: 天津科学技术出版社, 2018.

[8]牛会巧.妇产科护理[M].郑州: 河南科学技术出版社, 2020.

[9]姜丽英, 瞿学烨.妇产科护理[M].北京: 科学出版社, 2019.

[10]雷雪莲, 皮流丽.妇产科护理[M].北京: 科学出版社, 2018.

[11]胡蘅芬, 唐晖, 欧阳春霞.妇产科护理[M].武汉: 华中科技大学出版社, 2018.

[12]许云萍, 高珊.妇产科护理[M].北京: 中国协和医科大学出版社, 2018.

[13]李民华.妇产科护理[M].北京: 科学出版社, 2018.

[14]李珍, 李小川.妇产科护理[M].北京: 人民卫生出版社, 2017.

[15]李志香.妇产科护理实践与指导[M].北京: 科学技术文献出版社, 2018.

[16]赵敏.实用临床妇产科护理[M].北京: 科学技术文献出版社, 2018.

[17]刘志宏.妇产科护理[M].北京: 中国中医药出版社, 2019.

[18]周清, 刘丽萍.妇产科护理[M].北京: 科学出版社, 2016.

[19]刘美玲.临床妇产科护理常规[M].天津: 天津科学技术出版社, 2017.

[20]王玉春.实用妇产科护理技术[M].天津: 天津科学技术出版社, 2017.

[21]涂素华, 蒋萍.妇产科护理[M].2版.北京: 人民卫生出版社, 2019.

[22]范方荣.实用妇产科护理与助产技术[M].天津: 天津科学技术出版社, 2017.

[23]章孟星, 周英凤, 钟婕, 等.妊娠期糖尿病临床护理实践指南的整合研究[J].中华护理杂志, 2019, 54（1）: 104-113.

[24]石喜华, 伍月红.个体化营养护理在妊娠期糖尿病合并妊娠期高血压疾病孕妇中的应用效果[J].护理实践与研究, 2019, 16（3）: 102-104.

[25]鞠蕊, 阮祥燕.女性性激素水平与女性性功能障碍关系的研究进展[J].医学综述, 2021, 27（19）: 3852-3857.

[26]刘嫣, 齐伟静, 胡洁.人际心理疗法对产后抑郁的治疗效果[J].解放军护理杂志, 2018, 35（14）: 27-30.

[27]沈琼莲.慢性盆腔炎住院患者应用阶段性护理的效果分析[J].中外医疗, 2020, 39（25）: 158-160.

[28]袁婷.女性盆腔炎性疾病住院患者实施健康教育护理干预的临床研究[J].智慧健康, 2020, 6（18）: 82-83.

[29]叶宝容.妊娠期糖尿病合并妊娠高血压综合征的护理干预分析[J].内蒙古医学杂志, 2016, 48（4）: 509-511.

[30]贾琳钰, 赵娜, 殷利鑫, 等.超声检查子宫内膜形态及其厚度对预测异位妊娠的研究[J].中国医学创新, 2018, 15（36）: 33-37.

[31]秦奇瑞.中西医结合治疗湿热型盆腔炎性疾病的研究[J].山西中医学院学报, 2016, 17（5）: 55-56.

[32]李霞, 周伟伟, 宗旦棣.血清 β-HCG阴道超声阈值联合子宫内膜厚度诊断异位妊娠的价值[J].临床和实验医学杂志, 2017, 16（1）: 80-82.

[33]朱晓燕.产后出血高危因素分析及护理对策[J].护理实践与研究, 2019, 16（19）: 104-105.

[34]刘嫣, 齐伟静, 赵丽霞, 等.产后抑郁女性心理体验的质性研究[J].中国全科医学, 2019, 22（24）: 2949-2954.

[35]彭金香, 吴沛琴.基层医院产后延续护理方案的效果评价[J].江西医药, 2017, 52（8）: 785-787.

[36]李秀云.新产程标准管理下无痛分娩对妊娠结局的影响[J].国际医药卫

生导报, 2021, 27（3）: 414-417.

[37]谢丽华, 陶珍娣.无痛分娩下新产程时限管理产程对母儿结局的临床分析[J].系统医学, 2018, 3（15）: 121-122+125.

[38]陆眸清, 冯碧波, 翟建军, 等.新产程实施对助产、中转剖宫产及母儿结局的影响[J].中国医药导报, 2018, 15（21）: 90-93.

[39]刘芳华.新、旧产程标准对妊娠结局的临床对比研究[J].中国医药指南, 2020, 18（13）: 122-123.

[40]陈巧凤.新产程时限管理对无痛分娩产妇母婴结局的影响研究[J].中国处方药, 2017, 15（10）: 112-113.

[41]肖金凤, 喻凌云.新产程标准管理下导乐对产程及母婴预后的影响[J].中国现代医生, 2020, 58（8）: 62-64.

[42]李奇迅, 徐云, 郭蕾, 等.阴道内镜技术在宫腔镜检查中的临床应用研究[J].中国实用妇科与产科杂志, 2017, 33（1）: 118-121.

[43]杨翠英, 张淑清, 黄淑瑜.宫腔镜对宫腔积液的病因及恶性病变的鉴别诊断价值[J].中国性科学, 2018, 27（5）: 61-63.

[44]卜琦.胎头吸引术和产钳术在手术阴道分娩中的临床应用分析[J].中国妇幼保健, 2021, 36（11）: 2672-2674.

[45]刘廷莲.胎头吸引术与产钳助产术在阴道助产中的对比研究[J].中国社区医师, 2018, 34（12）: 44-45.

[46]高申山, 陈友伟.剖宫产术中缩宫素使用的研究进展[J].临床麻醉学杂志, 2017, 33（12）: 1231-1234.

[47]罗荣光, 关晏星.介入技术在凶险性前置胎盘剖宫产术的应用[J].中华介入放射学电子杂志, 2020, 8（3）: 269-275.

[48]马可心, 张为远.紧急剖宫产术的决定手术至胎儿娩出时间[J].中华妇产科杂志, 2017, 52（2）: 134-137.

[49]尹宗智.剖宫产手术中并发产后出血保守治疗[J].中国实用妇科与产科杂志, 2019, 35（2）: 156-162.